TRAITÉ PRATIQUE
DES HERNIES

OUVRAGE À LA PORTÉE DE TOUT LE MONDE

INDIQUANT

CE QUI SERT AU SOULAGEMENT DES ORGANES GÉNITAUX

la manière de

RECONNAÎTRE LES HERNIES, DESCENTES, CHUTES DE L'UTÉRUS

APPRÉCIER LES HYDROCÈLES, VARICOCÈLES, ETC.

CONNAÎTRE LES RECETTES EMPLOYÉES PAR TOUS LES GUÉRISSEURS

les doses et les composer soi-même ou chez les Pharmaciens

ET D'UNE CRITIQUE

SUR LA MAUVAISE APPLICATION DES BANDAGES

ET

SUR LE CHARLATANISME

terminé par

Ses Opinions, Appréciations et Opérations

NOS CÉLÉBRITÉS CHIRURGICALES

PAR AUG. SIMONEAU

HERNIAIRE

Breveté pour les bandages à pelote anatomique, inventeur d'un appareil sans ressort contre la chute de l'utérus et les descentes

MEMBRE DE L'ACADÉMIE DES ARTS ET MÉTIERS, SOCIÉTÉ DES SCIENCES ET BELLES-LETTRES DE PARIS

PARIS

CHEZ L'AUTEUR, PLACE DE L'ODÉON

LIBRAIRIE LEDOYEN, PALAIS-ROYAL, GALERIE D'ORLÉANS, 31

Et chez tous les libraires de France et de l'Étranger

1854

TRAITÉ

PRATIQUE

DES HERNIES

TRAITÉ PRATIQUE
DES HERNIES

OUVRAGE A LA PORTÉE DE TOUT LE MONDE

INDIQUANT

CE QUI SERT AU SOULAGEMENT DES ORGANES GÉNITAUX

démontraut la manière

DE RECONNAITRE LES HERNIES, DESCENTES, CHUTES DE L'UTÉRUS

AINSI QUE LES HYDROCÈLES, VARICOCÈLES, ETC.

DONNANT LES RECETTES EMPLOYÉES PAR TOUS LES GUÉRISSEURS

Remèdes qu'on peut apprêter soi-même ou chez les Pharmaciens

SUIVI D'UNE CRITIQUE

SUR LA MAUVAISE APPLICATION DES BANDAGES

ET

SUR LE CHARLATANISME

TERMINÉ PAR

les Opinions, Appréciations et Opérations

DE

NOS CELEBRITES CHIRURGICALES

PAR AUG. SIMONEAU

HERNIAIRE

Breveté pour ses Bandages à pelotes anatomiques, inventeur d'un Appareil sans ferrure
contre la chute du rectum et des hémorrhoïdes

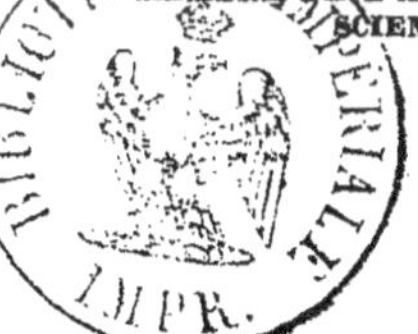

MEMBRE DE L'ACADÉMIE DES ARTS ET MÉTIERS, INDUSTRIES,
SCIENCES ET BELLES-LETTRES DE PARIS

PARIS

CHEZ L'AUTEUR, PLACE DE L'ODÉON, 3

LIBRAIRIE LEDOYEN, PALAIS-ROYAL, GALERIE D'ORLÉANS, N° 31

Et chez tous les Libraires de France et de l'Etranger.

1853

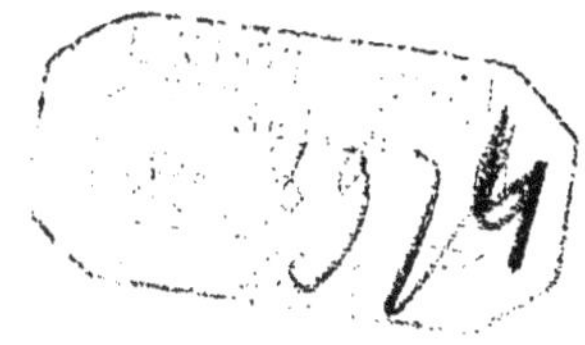

PARIS. — TYPOGRAPHIE BEAULÉ ET MAIGNAND,
8, rue Jacques de Brosse.

AU LECTEUR.

C'est avec confiance que j'adresse mon humble travail au public qui, je l'espère, après l'avoir lu, m'accordera son indulgente sympathie, moins en vue du mérite de l'ouvrage qu'en considération de l'intention qui me l'a fait entreprendre.

INTRODUCTION

En jetant les yeux sur ce livre, que le lecteur ne s'attende pas à y rencontrer à profusion des termes techniques de chirurgie. Mais à défaut de ce genre d'érudition et de style, on y remarquera, je l'espère, de la bonne foi : c'est le seul résultat que j'ambitionne. Préoccupé de l'intérêt de l'humanité, je me suis avant tout attaché à suivre les meilleurs auteurs et à rendre cet ouvrage aussi clair et aussi simple que possible.

Comme on le verra, je ne l'ai écrit que pour la masse des malades et non pour les hommes de science qui y trouveraient, probablement, beaucoup à critiquer, si leur jugement éclairé ne leur faisait reconnaître mon but qui est d'être utile aux personnes attaquées de hernies, en les mettant à même de se rendre compte de la cause et du développement de ces maladies et surtout des premiers soins à y apporter.

Les affections herniaires ont été le sujet de nombreux écrits; mais ces ouvrages, poursuivant un but purement scientifique, sont surchargés de détails anatomiques, incompréhensibles la plupart du temps aux gens du monde et, par conséquent, inutiles aux personnes atteintes de ces maladies. Sans me flatter d'y avoir réussi, j'ai tâché d'éviter ces écueils en me rappelant sans cesse que la clarté est une des conditions indispensables aux ouvrages de la nature de celui que j'offre au public, et je me suis constamment borné à donner simplement la description de ces maladies, hélas ! trop communes.

Il y a très-peu de maladies qui exigent du praticien autant d'attention, d'expérience et d'adresse.

Bien qu'ayant consulté et mis à profit les ouvrages spéciaux de la chirurgie ; je ne leur ai emprunté que ce qui était facilement intelligible aux personnes étrangères à la science, et si, dans plusieurs endroits de ce livre, on remarque de l'analogie avec les écrits les plus estimés, on n'y devra voir que le désir de faire concorder mes recherches avec celles des savants les plus recommandables. Puis-je espérer que les malades me sauront gré de mon intention ? Je dois avouer aussi que, dans la description et le pronostic des hernies, j'ai souvent résumé en une ligne toute une page d'observations; parce que l'expérience, à défaut du jugement, m'a appris que, dans des ouvrages de ce genre, trop de détails tendent plutôt à embarrasser le malade qu'à l'éclairer, à moins qu'il n'ait des connaissances profondes en anatomie.

Je livre donc avec confiance au public mon travail qui, en réalité, n'est que la substance des traités sur cette matière.

Celui-ci suffira, je le crois, à toutes les classes de la société pour les initier à la nature de ces affections dans lesquelles viennent se ranger, outre les hernies de toutes sortes, les descentes de matrice et les chutes du rectum , pour leur en faire comprendre tous les dangers et leur indiquer les soins impérieux qu'elles réclament.

CONSIDÉRATIONS

SUR

LES HERNIES

⬥

DESCRIPTION DES HERNIES,

EFFORTS, DESCENTES OU RUPTURES.

DE LA DIFFÉRENCE DES HERNIES, DE LEURS CAUSES ET DES SIGNES AUXQUELS ON PEUT LES RECONNAITRE.

DÉFINITION DES HERNIES.

On entend par le mot *hernie* la sortie d'un ou plusieurs viscères de l'une des trois cavités qui les contiennent : tête, poitrine et abdomen.

Les hernies de l'abdomen sont de beaucoup les plus fréquentes, non-seulement à cause des ouvertures plus nombreuses dont cette partie est percée, mais encore, en raison du relâchement des organes qu'elle renferme et qui permet leur facile déplacement.

Les hernies de la tête et de la poitrine, outre leur rareté, ne se produisent guère qu'à la suite d'accidents plus ou moins graves et réclament toujours les soins de la chirurgie générale.

Je ne dois donc m'occuper ici et spécialement que des hernies de l'abdomen.

L'abdomen est une cavité bornée en avant par les téguments du ventre, en arrière par la colonne vertébrale et le sacrum, en haut par un muscle, appelé diaphragme, qui le sépare de la poitrine et en bas par le bassin. Il est ordinairement divisé en trois régions : la supérieure, qui va du creux de l'estomac jusqu'à deux travers de doigt du nombril est nommée *épigastrique*; la médiane, qui se termine aux os de la hanche, et l'inférieure désignée par le nom *d'hypogastrique,* s'étend jusqu'au pubis où finit l'abdomen.

Cette cavité présente trois ouvertures : 1° l'ombilic ordinairement fermé par l'oblitération des vaisseaux ombilicaux ; 2° l'anneau inguinal par lequel passent les vaisseaux spermatiques, et chez l'homme le canal déférent ; 3° enfin l'arcade crurale qui livre passage aux vaisseaux et aux nerfs des membres inférieurs.

C'est par ces ouvertures que se forment les hernies que l'on distingue, selon leur point de sortie, en ombilicale, inguinale ou crurale.

L'intérieur de l'abdomen se trouve tapissé par une membrane séreuse, appelée péritoine et toilette. Chez quelques animaux, elle forme une espèce de sac sans ouverture qui recouvre les organes abdominaux, sans toutefois les contenir tous dans son intérieur. Cette disposition explique comment, dans certaines hernies, le péritoine n'est pas entraîné avec les organes qui viennent saillir au dehors. Mais dans la généralité des cas, le péritoine, poussé par les viscères qui tendent à s'engager dans les ouvertures dont je viens de parler, forme à ceux-ci une poche que l'on désigne sous le nom de *sac herniaire*. La forme et la grosseur du sac herniaire peuvent varier à l'infini : globuleux, pyriforme, à bosselure conique, à double et triple collet, il peut avoir la grosseur d'une olive ou bien égaler dans son plus grand développement le volume d'une tête humaine.

A son apparition, la tumeur est légère et les malades ne s'en inquiètent qu'au moment de son augmentation. Nous ne saurions trop engager les gens du monde à ne pas abandonner au hasard un accident qui peut ne pas être sans danger.

Une fois dehors, la hernie est recouverte par des téguments plus ou moins distendus. Chez quelques sujets affectés de hernies, on remarque qu'elles ont contracté par leur ancienneté des adhérences avec le contour de l'anneau. Quelques anatomistes ont observé des hernies inguinales doubles du même côté, qui résulteraient de la complication d'une hernie ordinaire avec une hernie congéniale ou de naissance. Chez d'autres sujets on en voyait deux: l'une externe et l'autre interne.

En général, les hernies du bas-ventre sont les plus fréquentes et les plus nombreuses. Le changement de volume des viscères, la pression, les secousses et la mollesse des téguments extérieurs facilitent leur formation. Il y a des cas fort rares où le péritoine ne forme pas de sac. Ces tumeurs s'appellent ruptures ; elles sont ordinairement la suite de plaies du bas ventre, comme je l'expliquerai plus loin.

Il est presqu'impossible d'énumérer les dimensions, le volume si varié que le sac herniaire peut présenter en se développant. Voici le mécanisme de cette formation.

Le sac herniaire s'avance contre les parties qui lui offrent le moins de résistance, et, s'il rencontre soit l'ouverture d'un canal, aponévrotique, soit l'écartement de deux lames fibreuses, il s'y engage, poussé qu'il est par le poids et les mouvements des intestins ; et lorsqu'une cause quelconque augmente la pression des viscères, le péritoine cède, se distend, se fraye un passage au dehors par l'ouverture et l'écartement des fibres et soulève la peau. Alors il produit une tumeur qui, imperceptible dans le commencement, devient de jour en jour plus volumineuse, surtout s' on l'abandonne à elle-même. Quelquefois, la tumeur au lieu d'être uniforme, est appelée *marronnée* parce quelle ressemble à plusieurs marrons qui seraient tenus au bout les uns des autres ; ce n'est autre chose que l'accollement des replis de l'intestin. Enfin on distingue encore des hernies humides et sèches, selon qu'elles contiennent ou non à leur intérieur de la sérosité ou tout autre liquide. La sécheresse est quelquefois portée à un tel excès que la masse de l'intestin et de l'épiploon confondus est attachée au sac herniaire ; l'humidité au contraire est quelquefois si considérable que les parties nagent dans la sérosité ; ces dernières hernies, pour le dire en passant, tombent moins facilement en gangrène, lorsque l'intestin se trouve rempli de matière molle.

Tous les viscères contenus dans l'abdomen et qui concourent à la digestion , à la sécrétion, à l'excrétion de l'urine et à la génération peuvent former des hernies , et chaque malade pourra avec de l'attention reconnaître dans les principales tumeurs, et sous quelque forme qu'elles puissent se présenter, le genre et le nom de la hernie dont il est atteint.

Il y a trois principales hernies : la première qui est la hernie inguinale; la deuxième la hernie crurale, et la troisième la hernie ombilicale , ou du nombril.

Description particulière de la Hernie inguinale la plus commune.

On donne à la hernie inguinale le nom de bubonocèle. Il ne faut pas confondre le mot bubonocèle avec celui de bubon, qui exprime l'inflammation et la suppuration des glandes inguinales. Cette dernière tumeur, ordinairement vénérienne, paraît le plus fréquemment dans la huitaine du jour où la maladie a été contractée. La cure de cet abcès est certaine. Sa couleur est rouge, enflammée, on ne peut soulever la peau semblable à un gros clou dans sa maturité, tandis que, dans la hernie, la peau est lâche, molle et ne change pas de couleur, à moins d'étranglement.

Les hernies n'ont donc rien de commun avec les maladies syphilitiques, comme on pourrait le penser par l'aspect de ces glandes placées au même endroit que les tumeurs herniaires et dont la nature est tout autre. C'est pour signaler cette erreur, qui existe dans les campagnes, que j'en parle en passant, ce qui ne doit pas m'arrêter davantage; ces observations n'appartenant pas au sujet que je traite.

La hernie inguinale est beaucoup plus fréquente chez l'homme que chez la femme, elle a son siége à l'aine soit à droite, soit à gauche, au-dessus de l'arcade pubienne près de la partie supérieure des os pubis, et commence là où le cordon spermatique s'engage. Puis, à la suite d'efforts, elle glisse, paraît tout-à-coup sous les téguments et tend toujours à descendre dans les bourses, chez l'homme; ou dans les grandes lèvres chez la femme; vis-à-vis l'anneau interne, le péritoine offre un petit enfoncement. C'est par cet endroit que se forment ordinairement les hernies inguinales. Plus en dedans, il existe une seconde et troisième dépressions du péritoine qu'on nomme fossette inguinale interne. Dans ses différents déplacements la tumeur est molle, sa base se trouve en bas, son sommet correspond à l'anneau. Son volume est obliquement étendu de haut en bas et de dehors en dedans. Le diamètre est plus ou moins considérable. Dans son premier degré on peut facilement la reconnaître au signe suivant: lorsqu'on tousse elle augmente, ou bien si l'on applique légèrement la

main dessus elle disparaît. On sent dans ce cas
l'anneau libre. Ainsi, toute tumeur qui paraît à
l'aine peut être soupçonnée comme hernie si elle
rentre à la suite de tentatives de réduction, ou si,
le malade étant couché, elle se dissout; ou encore
si, le matin après le repos de la nuit, elle est nulle
et que peu de temps après elle reparaisse.

Dans certaines hernies particulières, si l'anneau ne se prête point à la sortie des parties et
s'il se trouve un endroit voisin où les fibres soient
écartées, la hernie se fera jour. Cet écartement
s'augmentera à chaque effort du malade, soit
en toussant, soit en éternuant ou en allant à la
garde-robe; de sorte que l'intestin ou l'épiploon,
et quelquefois ces deux organes sortiront en
même temps par cette ouverture et non par
l'anneau. Dans les cas ordinaires du second degré, la hernie franchit l'anneau, et se réduit sans
difficulté. Mais lorsque tout le calibre de l'intestin
est compris dans la hernie, cet organe présente
des angles qui gênent la circulation dans son intérieur. A mesure que la hernie fait des progrès,
les deux orifices interne et externe du canal inguinal se rapprochent et tendent à en diminuer
la longueur. L'espace intermédiaire disparaît in-

sensiblement et les deux ouvertures, étant deve-
nues parallèles, font sortir directement la hernie
d'arrière en avant et de haut en bas, jusque dans
le scrotum.

Les femmes sont moins sujettes que les hommes
à la hernie de cette espèce en raison de l'étroitesse et de la longueur qui caractérisent chez elles
le canal inguinal.

Arrivé dans le scrotum, l'intestin se contourne
assez fréquemment sur lui-même et forme le
chiffre huit. Non-seulement cette disposition
nuit aux fonctions générales mais elle est souvent
le précurseur de l'étranglement. Deux hernies,
l'une à droite, l'autre à gauche, peuvent aussi
exister simultanément; on en a même vu deux
d'un seul côté ne formant qu'une tumeur; elles
ont alors chacune un sac particulier où se trouvent
contenues une portion d'épiploon et une anse
d'intestin.

Les hernies épiploïques ne causent d'ordinaire
ni vomissements, ni nausées. Elles sont attachées
par un pédicule à l'anneau inguinal ou à l'arcade
crurale, et présentent toujours une tumeur pleine,
sans fluctuation. Il n'en est pas de même quand
c'est l'intestin qui forme la hernie; celle-ci change

alors de volume, de consistance et ne se trouve pas toujours dans le même état : elle peut être ou vide ou remplie de gaz ou de matières stercorales. Enfin, lorsque la hernie se forme, comme je l'ai déjà dit, à son premier degré, elle paraît à l'aine de la grosseur d'une olive, puis, à mesure que les anneaux se dilatent, elle augmente, s'arrondit, passe le canal, s'allonge, suit les cordons spermatiques, arrive progressivement et avec lenteur dans les bourses et se met à côté des testicules. Dans cet état elle change de nom et s'appelle hernie scrotale. Ainsi que toutes les grosses hernies qui descendent chez l'homme dans le scrotum, et chez la femme dans le tissu cellulaire des grandes lèvres, ces dernières hernies, parvenues au troisième degré, peuvent contenir une grande portion d'épiploon et une partie du gros intestin.

Dans le plus grand développement, lorsque les bourses sont trop distendues, la verge se cache sous la peau et ne laisse plus apercevoir qu'une petite ouverture pour l'écoulement des urines.

Dans cet état, le malade est impropre au coït ; l'urine coule sur les bourses, cause des démangeaisons et des ulcérations.

En général, il est à remarquer qu'à mesure que

la hernie augmente, les accidents et surtout la
crainte de l'étranglement disparaissent, parce que
les parties échappées s'accoutument à la pression
des fibres dilatées.

Mais des accidents et des craintes d'une autre
nature sont à redouter. Comme les viscères contenus dans le bas-ventre sont entraînés dans une situation contre nature qui gêne leurs fonctions, il
arrive que l'absorption du chyle, le mouvement
péristaltique des intestins, la circulation du sang,
se trouvent affaiblis et même empêchés ; les parties sorties changent d'aspect, l'épiploon devient
dur, épais : il représente une masse calleuse, in-
forme, dans laquelle on n'aperçoit aucune organisation.

Les couches membraneuses enveloppant les
grosses hernies se nomment : 1° le sac herniaire,
2° le tissu cellulaire péritonéal ; 3° la membrane
musculo-aponévrotique ; 4° la membrane vaginale
commune des cordons permatiques ; 5° le tissu sous-
cutané ; et 6° la peau qui, elle-même, est une
membrane serrée, résistante et épaisse , qui forme
l'enveloppe générale du corps.

Dans les hernies inguinales internes, la membrane musculo-aponévrotique, formée par le mus-

cle cremaster, n'existe pas : il en est de même dans les hernies sus-pubiennes chez la femme.

Il résulte de ce qui précède, comme on a déjà dû le comprendre, qu'il existe plusieurs genres de hernies inguinales. La hernie est dite *simple*, lorsqu'elle n'est accompagnée d'aucun accident; *composée,* s'il y a deux hernies du même côté, et *compliquée* lorsqu'elle est ancienne, très-volumineuse ou qu'elle a contracté des adhérences depuis le canal jusqu'aux bourses.

Description de la Hernie congéniale ou congénitale.

Cette hernie de naissance peut être inguinale ou scrotale; elle est inguinale quand elle ne passe pas l'anneau, et scrotale lorsqu'elle descend dans les bourses.

La hernie congéniale se distingue des autres hernies en ce que la portion d'intestin ou d'épiploon échappée se trouve en contact immédiat avec le testicule, ou, si l'on aime mieux, parce

que l'intestin sorti est contenu dans la même enveloppe que le testicule ; tandis que, dans les
hernies accidentelles, chacune de ces parties se
trouve dans un sac particulier, ainsi qu'il a été dit
à l'autre chapitre, l'intestin dans le sac herniaire,
qui est le péritoine, et les testicules dans la tunique vaginale.

Ainsi que je l'ai fait précédemment, je crois nécessaire d'exposer ici le mécanisme de la hernie
congéniale.

Peu de temps avant la naissance , les testicules
sont placés, chez le fœtus, dans la cavité du bas-
ventre, au-dessous des reins. Ils passent de cette
cavité dans les bourses ; la partie supérieure du
sac qui les contenait s'oblitère ; l'inférieure reste
libre et devient la tunique vaginale. On ne peut
pas déterminer le moment où le canal se forme ;
il est à présumer cependant que cette oblitération s'opère peu après la descente des testicules ;
mais si ceux-ci restent longtemps à effectuer
leur déplacement, il se produit une dilatation par
laquelle passe une portion d'intestin, qui est
ainsi entraînée vers les bourses avec le testicule ;
c'est ce qui constitue et fait appeler cette hernie
congénitale (ou de naissance). Si, au contraire, le

testicule franchit promptement le canal sans s'y arrêter ni y séjourner, la nature le ferme et tout est dans l'état normal.

Il existe des individus chez lesquels l'un des testicules remonte vers l'anneau inguinal et même s'y trouve renfermé; cette situation peut produire un étranglement. Pour éviter ce danger, on doit chercher à faire descendre le testicule par tous les moyens possibles (1). On fait des pressions légères de haut en bas, afin de faciliter le glissement de l'organe; si celui-ci, après avoir franchi l'anneau inguinal, ne peut arriver jusqu'aux bourses, on doit considérer cet obstacle comme résultant de la briéveté du cordon spermatique, et par conséquent renoncer à l'espoir d'amener le testicule à sa position normale. J'ai vu beaucoup d'hommes n'avoir qu'un testicule; chez d'autres individus, ces organes étaient rentrés dans la cavité du bas-ventre, ou plutôt ils n'en étaient jamais sortis. Cette anomalie n'empêche ni l'accouplement des sexes ni l'accomplissement de leurs fonctions.

Semblables aux hernies congéniales, les hernies graisseuses manquent aussi de sac herniaire. Elles

---

(1) Voir à l'application des bandages.

ne se trouvent recouvertes que par les enveloppes du testicule ou par celles du cordon ; elles ont de la ressemblance avec les hernies épiploïques ; à peine leur volume varie-t-il dans les divers mouvements du corps ; elles sont rarement réductibles.

Hernie crurale ou Hernie de femme.

Cette hernie est située, comme la hernie inguinale, à droite ou à gauche de l'abdomen ; elle se trouve plus près de l'aine et du pli de la cuisse que la première, un peu au-dessus. Elle s'observe fréquemment chez les femmes qui ont eu des enfants, très-rarement chez les jeunes filles et peu chez l'homme. Chez ce dernier, les intestins trouvent plus de facilité à sortir par l'anneau inguinal ou à suivre le cordon spermatique qu'à franchir l'arcade crurale.

Plusieurs auteurs anciens affirment n'avoir jamais rencontré de hernies crurales sur les cadavres masculins. Il faut donc que cette hernie soit devenue plus commune de nos jours, car j'ai eu

occasion d'en observer quelques-unes. La différence inverse est moins sensible pour la hernie
inguinale. Celle-ci se rencontre quinze ou vingt
fois sur cent chez la femme, tandis que la hernie
crurale ne se montre que six à sept fois sur cent
chez l'homme.

La prédisposition des femmes à la hernie crurale tient à deux causes : 1° au peu de largeur de
l'anneau inguinal ; 2° à une étendue plus grande
que chez l'homme de l'arcade crurale, dépendant
de l'évasement plus considérable de leur bassin et
de l'affaiblissement du repli fibreux, qui s'allonge
et se dilate davantage, surtout chez les personnes
du sexe qui ont eu des grossesses réitérées.

A son début, la hernie crurale se trouve pro-
fondément cachée sous l'arcade, on ne peut souvent la voir ou sentir qu'en inclinant en avant le
corps du malade. On peut comparer le canal crural à un entonnoir, dont le goulot inférieur est re-
présenté par la continuation de la gaîne aponévrotique qui est le long des vaisseaux fémoraux.
On la dit incomplète tant qu'elle se trouve logée
dans le canal crural, et complète quand elle en a
franchi l'ouverture : cette hernie est ordinairement
de la grosseur d'une petite noix ; les plus fortes

ont le volume d'un œuf. Cependant on en a vu, bien rarement à la vérité, qui descendaient le long de la cuisse, et qui donnaient alors un engourdissement dans toute la longueur de la jambe. Quelquefois cette hernie sort par une fente pratiquée entre les fibres musculaires ; quelques-unes sont si près de l'anneau qu'on pourrait les prendre pour des hernies inguinales. Il se peut aussi qu'on ait deux hernies placées du même côté de la cuisse et près de la veine saphène. Souvent une dilatation de cette veine amène une méprise On pourrait encore prendre des hernies crurales pour des ganglions engorgés ; mais cette erreur ne peut avoir lieu lorsque les hernies sont volumineuses. Dans les hernies crurales épiploïques, on éprouve plus d'insensibilité, de pesanteur, parce que cette membrane, endurcie, comprime plus qu'un intestin rempli d'air, de gaz ou de matière liquide. L'angle inférieur et interne de l'arcade est le point le moins résistant, n'étant fermé et recouvert que par du tissu cellulaire, tandis que l'angle supérieur et externe se trouve fermé par les tendons des muscles, le tronc du nerf crural, l'artère et quelquefois par un ganglion lymphatique.

Ainsi que je l'ai expliqué plus haut, des personnes peu expérimentées pourraient confondre une hernie crurale avec ces petits ganglions globuleux et durs, de même qu'avec les varices de la veine saphène.

Pour éviter une semblable méprise, il faut une attention toute particulière. On reconnaîtra toujours les ganglions à leur position sur le trajet des nerfs ou des vaisseaux, à leur forme, qui est arrondie, d'un volume et d'une consistance variables et formé par un fluide albumineux renfermé dans un kyste solide; aucun de ces caractères n'est applicable à la hernie crurale. Au contraire, elle a la plus grande analogie avec la hernie inguinale, surtout si l'on fait abstraction de leur volume et de leur point de départ respectifs. Elles peuvent être compliquées l'une et l'autre et présenter un entéro-épiplocèle. Le pronostic offre autant de différences qu'il y a de malades. Si l'on fait attention qu'il faut tenir compte de l'âge, de la constitution des personnes, de l'ancienneté de l'affection, du temps que la hernie a mis à se former, à se développer, et principalement des causes qui l'ont produite et du lieu qu'elle occupe, il faut savoir aussi que l'ouverture de la hernie crurale étant très-étroite, l'étranglement devient plus fréquent que dans la hernie inguinale.

Les personnes qui auraient des craintes ou des doutes sur des petites grosseurs venant par moment dans les aines peuvent se rendre compte de leur état : si la tumeur augmente de volume à l'occasion d'une marche, d'une fatigue ou d'un effort quelconque; si elle disparaît par le repos, par la position horizontale; enfin si on la fait rentrer par une pression modérée avec la main, on ne peut plus douter de l'existence de la hernie. Soit crurale ou inguinale, elles se forment toutes deux de la même manière; seulement la crurale est composée le plus ordinairement par l'intestin grêle et l'épiploon.

Considérée dans son ensemble, la hernie crurale a les rapports suivants avec les parties qui l'avoisinent : son col se trouve recouvert en avant par les vaisseaux qui parcourent le canal; il n'est séparé d'eux que par un intervalle de quelques lignes et par une lame aponévrotique fort mince qui, de l'artère, se porte en haut vers le muscle droit de l'abdomen, en contournant la partie externe de l'origine du sac herniaire.

Chez un grand nombre de sujets, la hernie cruralese place au-devant du feuillet superficiel de l'aponévrose de cette région ; elle se présente sous forme d'une tumeur aplatie, qui elle-même se trouve recouverte par les téguments, le tissu cellulaire, les ganglions lymphatiques de l'aine, les vaisseaux et nerfs cruraux, les artères génitales externes et le feuillet mince du *fascia-superficialis* (ou aponévrose). De plus, toutes les parties se trouvent maintenues par une membrane serrée, résistante et épaisse qui forme l'enveloppe générale du corps, et que l'on nomme la peau.

Hernies ombilicales et ventrales.

On nomme anneau ombilical l'anneau fibreux qui entoure l'ouverture du nombril. La hernie ombilicale ne se produit pas ordinairement par cet anneau, on en rencontre deux ou trois cas sur cent ; elle a lieu le plus fréquemment sur l'un des côtés du nombril, et la raison de ce fait c'est que chez l'homme ou la femme cet anneau se ferme par l'union du péritoine et de la peau et fait avec les vaisseaux une cicatrice plus résistante que les fibres aponévrotiques qui se dilatent plus facilement que l'ombilic solidement oblitéré.

Dans l'enfance, l'anneau ombilical traversé par les vaisseaux du même nom et par l'ouraque est peu résistant et très-dilatable ; il tend à se resserrer, à s'oblitérer par les progrès de l'âge : cette hernie présente, dès son apparition, une saillie du nombril. On ne doit pas la confondre avec la hernie ventrale. L'anneau dans la hernie du nombril est rond ainsi que la tumeur qui passe en cet endroit ; tandis que la fente dans la hernie ventrale ou dans l'écartement de la ligne blanche laisse sortir la tumeur allongée. On peut donc savoir soi-même si on a, soit une hernie de nombril, soit une hernie ventrale, en voyant la forme de la grosseur qui fait saillie au dehors. On saura donc aussi que les hernies ombilicales n'ont pas de sac, tandis que les hernies de côté qui sont les plus ordinaires en ont un. En général, elles sont peu volumineuses et se rencontrent plus souvent chez les enfants. Quand elles se montrent dans un âge plus avancé, soit homme ou femme, il est vraisemblable que la personne qui en est atteinte a eu des hernies pendant son enfance, lesquelles ont imprimé à cette partie une faiblesse qui prédispose à leur formation. On les distingue dans la plupart des cas par les signes suivants : les bords de l'ombilic sont plus épais, plus fermes que ceux de la fente ombilicale. Avec l'application d'un bandage la guérison est certaine chez les enfants. Les hernies sont le plus souvent dues aux cris qu'ils poussent, aux efforts qu'ils font dans la toux, et, principalement, s'ils ont des tranchées ou la coqueluche. L'une de ces causes s'oppose au rétrécissement de l'anneau, surtout lorsqu'on a ôté trop promptement la bande de toile après la chute du cordon. Pour prévenir toute récidive on doit recommander aux parents de faire porter un bandage aux enfants pendant quelques semaines après la naissance ; il est certain qu'un bandage bien appliqué les met à l'abri de tout danger. Quant aux adultes qui ont des hernies ventrales, ils doivent continuer l'usage des bandages deux ou trois ans après même qu'ils se croient guéris, s'ils ne veulent pas s'exposer à la sortie des intestins, et, par la suite, aux accidents les plus graves.

Ordinairement, cette tumeur quand elle se trouve petite ne contient que de l'eau ; la peau se trouve plus pâle et plus mince que partout ailleurs. Les personnes ayant de l'embonpoint, une obésité excessive ; sont plus exposées que d'autres à avoir des hernies ventrales, si l'amaigrissement survient chez elles.

Le relâchement est quelquefois si grand chez les femmes qui ont eu beaucoup d'enfants que toute la partie extérieure permet la sortie de presque tous les intestins, comme dans les hernies de naissance. Les viscères sont placés dans un grand sac renfermant le foie et une portion de l'épiploon. Dans l'écartement de la ligne blanche, deux hernies peuvent apparaître : l'une au-dessus et l'autre au-dessous de cet écartement. Le seul soulagement que l'on puisse espérer dans ce cas, et dans celui de l'éventration, consiste en une compression par le moyen d'une ceinture ; le plus fréquemment la tumeur se montre au-dessus de l'ombilic, parce que les muscles qui se trouvent au-dessous de cette ouverture se laissent moins distendre ; d'ailleurs, cette destination de position est peu importante, celles dont l'ouverture est molle, souple, sont moins exposées à l'étranglement. Toutefois, si elles avaient lieu à travers les aponévroses, il pourrait survenir des accidents qui, en général, sont moins communs et pas aussi violents que dans les hernies inguinales ou crurales. On donne plusieurs noms aux hernies qui surviennent à l'abdomen. La tumeur ombilicale formée par l'intestin se nomme l'entéromphale, et l'hématomphale est la hernie contenant de la sérosité sanguinolente ou du sang épanché. Celles situées à la région antérieure ou postérieure, depuis les fausses côtes jusqu'à l'ombilic et aux os des îles, se nomment hernies ventrales; celles du nombril ou sur l'un des côtés s'appellent ombilicales ou exomphales.

Hernies de vessies ou cystocèles.

Comme dans presque toutes les maladies qui font le sujet de ce livre, on distingue les diverses espèces de hernies de vessie d'après l'ouverture qui leur donne passage , soit l'anneau inguinal, soit l'arcade crurale. La vessie est située dans la région hypogastrique, entre le rectum et le vagin; chez la femme, elle est recouverte en arrière par le péritoine et est composée d'une membrane séreuse et d'une autre musculeuse. Lorsque la hernie est simple, ou peut facilement la reconnaître : elle diminue aussitôt que l'urine est évacuée; et on ne peut jamais ni la comprimer, ni la faire rentrer sans exciter immédiatement des envies d'uriner, après avoir épanché de l'eau, le malade éprouve de même une seconde envie parce que l'urine que l'on fait couler y cause les mêmes irritations que si la vessie était pleine.

Les fréquentes rétentions d'urine et les grossesses disposent à cette maladie : la vessie, après avoir été souvent distendue reste volumineuse, flasque, et comme sa partie antérieure demeure placée près ou sur l'anneau inguinal, il n'est point étonnant que, dans un relâchement général, une portion de ce viscère s'engage dans une des ouvertures du bassin. On remarque ordinairement ces hernies du côté où le malade a l'habitude de se coucher; chez les hommes, lorsqu'elle est descendue dans les bourses, on pourrait la confondre avec l'hydrocèle dont je parlerai plus loin; mais on évitera cette erreur, en songeant que l'hydrocèle forme une tumeur assez volumineuse qui ne permet pas de sentir le testicule, tandis que dans la cystocèle (ou hernie de vessie) on sent parfaitement les deux organes contenus dans les bourses.

Non-seulement la cystocèle peut s'engager et sortir par un des côtés inguinaux, mais encore par l'arcade crurale et le vagin chez la femme. Les mêmes raisons qui rendent les femmes plus sujettes aux hernies crurales qu'aux inguinales font qu'on trouve la hernie de vessie plus souvent crurale dans le sexe féminin. Cette hernie se trouve aussi contenue dans le vagin. On pourrait dire, dans un sens, que toutes les fois que l'urine s'amasse dans la vessie, il se forme une hernie de vessie vaginale ; puisque la vessie remplie forme une tumeur dans l'intérieur du vagin.

La chute de la matrice est toujours accompagnée de la cystocèle vaginale ; car la matrice ne peut point s'affaisser sans entraîner la vessie avec elle. Chez les femmes, durant l'état de grossesse, la vessie, poussée en avant par le volume de l'utérus, fait sans cesse des efforts pour sortir seule, bien qu'aussi, dans certains cas, une portion d'intestins la suive, ce qui constitue la cysto-entérocèle.

Chez l'adulte, lorsque la hernie n'est point promptement réduite, et que la vessie ou du moins une partie de cet organe a séjourné long-temps dans le scrotum, elle y éprouve divers changements et contracte des adhérences avec les parties qui l'environnent.

Ainsi que chacun peut le savoir, d'après les explications premières, la vessie est un viscère placé dans la cavité du bassin, derrière les os pubis. Chez l'homme, elle se trouve devant le rectum, et, chez la femme, devant la matrice. Suivant les âges, elle change de forme : allongée comme une poire chez les enfants, elle devient plus arrondie et plus large transversalement chez les adultes et les vieillards.

Comme cette hernie se trouve placée dans le tissu cellulaire et non dans le sac herniaire, on ne peut la réduire que lorsqu'elle est récente. Si on la néglige, elle éprouve dans l'anneau une pression qui finit par s'opposer au passage de l'urine, dont l'accumulation dans les bourses donne lieu à la formation d'une pierre ou calculs urinaires. De là arrivent les douleurs de reins causées par l'inflammation de la vessie. Quoique fort rare, cette maladie peut néanmoins se manifester à presque toutes les ouvertures qui livrent passage aux autres hernies. A son début, la tumeur se trouve bornée au pli de l'aine : il apparaît en cet endroit une grosseur plus ou moins étendue, selon que la vessie est plus ou moins pleine d'urine. J'ai dit que la grossesse est une des causes à cette prédisposition, parce que, dans les premiers mois de la conception, la tête de l'enfant appuie sur le fond de la vessie, de manière que lorsqu'elle se remplit d'urine, au lieu de s'élever du côté de l'ombilic, elle ne s'étend qu'à droite ou à gauche de l'abdomen et se trouve disposée naturellement à s'introduire vers les arcades crurales ou des anneaux inguinaux, s'ils sont dilatés ou affaiblis. C'est ce qui fait qu'on la méconnaît à sa naissance et qu'il serait possible de la confondre avec les autres hernies.

Épiplocèle ou Hernie de l'épiploon.

On divise l'épiploon en trois portions; mais comme je ne dois parler dans cet ouvrage que de ce qui se rapporte principalement aux hernies, j'entrerai de suite dans ce sujet. Je dirai donc seulement que l'épiploon est formé d'un double feuillet membraneux parsemé de vaisseaux, de bande-lettes graisseuses ; il soutient et maintient dans leur position les parties auxquelles il s'attache et sert à garantir les intestins des froissements qu'ils pourraient éprouver. L'épiplocèle, comme la hernie de l'intestin, sort par les anneaux inguinaux ou par l'arcade crurale et, quelquefois, par les deux ouvertures à la fois. La hernie épiploïque est molle, pâteuse, inégale et cylindrique ; sa circonférence extérieure est non-seulement inégale, mais encore, dans certains cas, on sent de petits enfoncements, des tubercules, des espèces de nœuds ou cordons.

On peut toujours, par un diagnostic simple, différencier la hernie intestinale de la hernie épiploïque. La première est tantôt dure, tantôt flasque. Cette circonstance tient aux matières et à l'air qu'elle renferme. Dans cet état, elle produit un certain bruit dès qu'on la fait rentrer, bruit appelé gargouillement. Dans la hernie de l'épiploon, rien de pareil n'existe ; seulement, elle est plus difficile à réduire, parce que l'épiploon se trouve moins glissant que sa surface inégale, ce qui autorise à dire qu'on ne la réduit qu'imparfaitement dans certains cas; mais il peut arriver qu'un malade gardant le lit plusieurs jours voie disparaître d'elle-même cette tumeur. A son début, elle n'occasionne pour l'ordinaire qu'une pesanteur, sans coliques ni maux d'estomac; mais, dans les hernies compliquées comme dans l'épiploon entérocèle, l'épiploon, parvenu dans les bourses, produit diverses douleurs et, si l'anneau reste ouvert, l'intestin s'y introduit, et le tout peut se compliquer, soit avec les varices du scrotum, soit avec l'hydrocèle, le cirsocèle et le sarcocèle.

Tels sont les signes généraux de la hernie épiploïque. Une portion squirreuse placée dans la tumeur peut être séparée de l'anneau par la pression continue d'un bandage, et rester comme un peloton charnu isolé dans le sac herniaire. Enfin, une hernie épiplocèle crurale ressemble beaucoup à un bubon ou à une glande engorgée. Il devient important de ne point la laisser dehors ; car, une fois sortie, elle tiraille l'estomac et l'arc du colon. Il faut la réduire le plus promptement possible, parce que l'épiploon contracte aisément des adhérences ; il perd sa forme, sa consistance comprime le cordon spermatique, empêche le retour des fluides et amène diverses maladies du testicule lorsqu'il s'engage à travers les ouvertures abdominales qui lui livrent passage. Là il se rétrécit et forme des plis longitudinaux.

Cette disposition lui donne à l'intérieur de l'abdomen une figure triangulaire dont le sommet est à l'origine de la hernie. Au dehors de celle-ci l'épiploon s'épanouit, forme une sorte de champignon dont le pédicule s'agglutine et constitue un cordon nœux, fibreux, parcourant le canal qui, quelquefois, peut être pris pour un troisième testicule. Le malade peut trouver diverses circonstances qui l'éclairent dans le diagnostic de ces cas, et si, comme le dit un professeur distingué dans un de ses ouvrages, les trois quarts des hernies s'échappent par dessous le bandage, cause des douleurs, des tiraillements d'estomac, on s'en aperçoit moins facilement dans la hernie de l'épiploon; attendu qu'elle n'est pas aussi sensible et souffre plus que les autres hernies la pression du bandage, malgré sa sortie épiploïque.

Hernies vaginales ou de la matrice.

La hernie vaginale est formée ordinairement par l'iléon ou une partie de l'S du colon. L'épiploon et la vessie concourent aussi à sa formation, et il n'est pas rare de voir une anse d'intestin se glisser entre la vessie et le rectum ou le vagin. On donne le nom de vagin à une gaîne ou fourreau, long de cinq à six pouces, situé dans l'intérieur du petit bassin entre le rectum et la vessie communiquant avec toutes les parties génitales, la vulve, la matrice dont il embrasse le col. La hernie dont il s'agit se forme de la manière suivante : le péritoine recouvre le fond de la vessie, de la matrice et du rectum ; il descend dans ces enfoncements et y forme un sac, comme dans toutes les hernies en général ; mais quand la pression est augmentée par une cause quelconque, les intestins poussent le péritoine devant ceux-ci et parviennent à la partie antérieure ou postérieure du vagin.

3

Cette hernie vient à la suite d'efforts de tous genres et le plus souvent par les manœuvres imprudentes de l'opérateur pendant l'accouchement, comme par exemple les tractions exercées avec trop de violence sur le cordon ombilical sans soutenir la matrice en même temps. On reconnaît la hernie vaginale quand la femme se tient debout après une longue course ou lorsqu'elle fatigue. Dans cet état, la hernie descend entre la matrice et le rectum, et paraît souvent entre les grandes lèvres. On remarquera que la hernie vaginale a de la ressemblance avec la chute du vagin; mais il est assez facile de distinguer ces deux tumeurs l'une de l'autre, par cette circonstance que la hernie vaginale se manifeste subitement, tandis que la chute du vagin vient peu à peu. De plus, la hernie vaginale est toujours accompagnée d'accidents, de coliques, et la chute ne présente pas ces symptômes. Enfin lorsque toute la membrane interne du vagin forme la chute, la tumeur ressemble à un boudin; elle a toujours une petite ouverture, une fente dans son milieu qui la fera distinguer des autres descentes, qui n'en peuvent avoir.

Dans l'ouvrage si profond de Richter (chirurgien des plus distingués du siècle dernier), on trouve

une foule d'observations relatives à toutes ces affections. A l'état de vacuité, la matrice ou l'utérus
est destiné à contenir le produit de la conception.
Son fond est en haut et son ouverture en bas; elle
a de deux à trois pouces de longueur sur deux
pouces de largeur et à peu près un pouce d'épaisseur. Cet organe, sujet à divers déplacements,
peut être affecté de manières différentes, savoir :
son relâchement, sa descente, sa chute, son renversement quand le fond passe par l'ouverture du
col; son antéversion s'il est tourné vers le pubis;
sa rétroversion, qui est l'effet opposé ; son obliquité, déviation à droite ou à gauche et enfin sa
hernie, qui descend à travers l'anneau inguinal.
Ainsi donc, une femme peut reconnaître si elle est
atteinte de la hernie de matrice; non-seulement,
par le diagnostic, on a la connaissance de ces
effets, mais encore par les symptômes suivants :
douleurs, tiraillements quand la femme est debout,
sensation, engourdissement dans les aines, difficulté dans la marche, rétention d'urine, faiblesse
d'estomac, etc., etc.

On dit souvent, lorsqu'une femme a une descente, que, si elle redevenait enceinte, sa hernie
pourrait disparaître. Voici le motif qu'on en donne

et ce qui a lieu pendant la durée de la grossesse. La matrice, chargée du produit de la conception, augmente de volume, et comme elle se trouve trop resserrée dans le petit bassin, elle gagne les parties supérieures, s'élève jusqu'à l'ombilic, qu'elle ne tarde pas à dépasser et peut même atteindre jusqu'au diaphragme. Le col de la matrice suit invariablement le corps dans sa marche ascendante, et sa longueur va s'amoindrissant à mesure que l'utérus s'élève dans l'abdomen. Cette diminution dans la longueur du col de la matrice est la pierre de touche de l'état de la grossesse, et plus celle-ci approche du terme de l'accouchement, plus le col s'efface et fuit devant le doigt de l'opérateur. Ce sont ces circonstances toutes naturelles qui donnent le change sur la disparution momentanée de la hernie.

Il est à remarquer encore, dans les descentes ordinaires, que l'intestin qui forme la hernie vaginale sépare toujours la matrice de la vessie ou du rectum. Lorsqu'il est parvenu au vagin, il distend ses tuniques en formant une tumeur qui fait saillie dans la cavité de cet organe. Si on examine l'intérieur, on y voit une grosseur contre nature qui naît de l'un ou de l'autre côté. L'orifice de la matrice se trouve libre et n'a aucune union avec la tumeur. Par cela seul, tout soupçon d'un renversement disparaît. D'ailleurs une méprise dans ces sortes de hernies n'aurait pas de suite funeste, puisqu'on traite ces affections, pour la plupart du temps, de la même manière, et qu'elles exigent toutes deux soit l'usage d'un pessaire, de plaques hypogastriques ou de ceintures, lorsque cette maladie est à son premier degré.

J'indique plus loin, à la fin de la critique des bandages, ce qui peut convenir le mieux pour toutes ces affections, soit hernies, descentes, et principalement celles des femmes. Tous ces maux sont parfois très-faciles à dissiper au début; mais faute de soins ils finissent, après un temps plus ou moins long, par devenir des infirmités graves et même INCURABLES.

Il existe un grand nombre de hernies compliquées dont la description ne saurait trouver ici une place; le cadre que je me suis tracé est trop restreint pour contenir leur étude qui demanderait trop de développement. D'ailleurs, le travail dont je parle exigerait des connaissances scientifiques que je n'ai pas la prétention de posséder, et qui ne serviraient même pas aux personnes à qui je m'adresse. Je me suis contenté d'exposer ce qu'un modeste praticien doit connaître, trop heureux si je réussis à me faire comprendre dans les descriptions de ces maladies, plus nombreuses qu'on ne le pense. Quant aux hernies extraordinaires, je renverrai aux ouvrages de nos meilleurs auteurs et opérateurs ceux de mes lecteurs qui voudraient en avoir une connaissance approfondie.

Hernie épigastrique ou de l'estomac.

La plupart de ces hernies sont imperceptibles, même invisibles. On remarque ces tumeurs dans l'étendue de la ligne blanche, au-dessus du nombril, principalement du côté gauche, sur le cartilage xiphoïde. On pourrait prendre pour hernie une petite tumeur enkystée, un abcès ou encore un amas de graisse. De pareilles méprises peuvent être évitées si l'on fait attention aux symptômes qui se sont déclarés et qui n'ont rien de commun avec les hernies de l'estomac et des intestins ; car il faut savoir que les déchirures du diaphragme, à travers lesquelles s'opèrent ces hernies, peuvent se diviser en traumatiques (ou blessures) et en spotanées, bien que ces dernières soient plus rares.

Qu'on me permette de rapporter deux exemples de ces déchirures du diaphragme. L'un, tout récent, appartient à M. Delore, docteur-médecin à Lyon. Une jeune femme, dans les dernières douleurs de l'accouchement, voit tomber son mari ; elle pousse un cri et meurt. L'estomac avait pénétré dans la cavité thoracique, à travers une éraillure du diaphragme. L'autre fait est celui d'un homme qui, après s'être gorgé d'aliments, fut pris de vomissements et ne tarda pas à succomber.

A l'autopsie du cadavre, on remarqua une ouverture par où s'échappaient l'estomac et l'épiploon. Comme on le voit, après un effort violent, il peut survenir des accidents graves et de diverses natures. C'est alors que le malade se plaint et qu'il ne sait à quoi attribuer son mal. On en recherche la cause sans la trouver ; on emploie très-souvent des moyens contraires, parfois même nuisibles ou des palliatifs qui ne donnent aucune solution, aucun soulagement.

Dans tous les cas, on ne saurait trop recommander d'examiner toute la circonférence du ventre, et toute la partie située au-dessus du diaphragme, entre le foie et la rate; non-seulement cette recommandation est nécessaire pour constater la hernie épigastrique qui se trouve peu volumineuse et rare, mais encore pour reconnaître toutes celles dont je parle dans le cours de cet ouvrage.

Il arrive journellement qu'on fait appeler un médecin, on ne sait ce que l'on a; on lui accuse simplement un malaise général, tel que coliques, maux d'estomac, tiraillements ou douleurs. On suppose que la maladie est interne quand elle se trouve externe, et on ne s'aperçoit qu'après force tisane, après un temps inutilement perdu, que tous ces dérangements ne sont dus qu'à la présence d'une hernie. Un examen plus attentif aurait prévenu bien des mécomptes, et épargné au malade des souffrances quelquefois insupportables.

Fausses Hernies ou maladies des testicules. Hydrocèles. — Sarcocèles. — Varicocèles et Cirsocèles.

L'hydrocèle, qu'il faut se garder de confondre avec une hernie intestinale, est une tumeur aqueuse qui apparaît progressivement dans le scrotum (ou les bourses), elle est le résultat d'une infiltration de sérosité dans le tissu cellulaire ou dans l'une des enveloppes des testicules. Cet amas d'eau se produit souvent par le froissement ou par les contusions des organes spermatiques ; mais le plus souvent il ne peut se rattacher à une cause apparente. Cette maladie, assez commune, s'observe à tout âge. On la voit chez les vieillards comme chez les jeunes hommes qui ont les bourses pendantes et longues. Elle ne conserve pas toujours le même volume ; lorsque le malade est couché sur le dos, le liquide passe quelquefois des bourses dans l'abdomen, et la tumeur s'efface ; il suit la même route lorsqu'une pression quelconque est exercée sur les bourses; tandis que la tumeur reparaît avec tout son volume, lorsque le malade est debout, et que rien ne s'oppose à la descente de la sérosité; le liquide entraîné par son propre poids s'accumule à la partie inférieure du scrotum qui est par conséquent plus volumineuse que la portion supérieure. Dès le début, la forme de l'hydrocèle est ronde, puis, après un certain laps de temps, elle s'allonge et acquiert la configuration d'une poire dont la grosse extrémité est tournée en bas. Tantôt molle et tantôt dure par suite de l'accumulation du fluide, la tumeur garde un moment l'empreinte du doigt qui la presse, mais n'offre ni inflammation, ni rougeur, ni douleur. A son début, elle paraît toujours au fond du scrotum pour revenir s'étendre vers les anneaux inguinaux sans jamais les franchir; circonstances remarquables qui empêcheront toujours de confondre l'hydrocèle avec une hernie. Quand l'hydrocèle est considérable, on ne peut toucher ni sentir le testicule : c'est alors et à ce degré seulement de la maladie qu'on éprouve une gêne, une pesanteur qui font réclamer l'évacuation du liquide. Cette petite opération est sans gravité et presque sans douleur; elle se pratique avec le trocart ou avec la lancette, et donne pour résultat une ouverture qui laisse échapper toute la sérosité contenue dans la tumeur.

On distingue plusieurs hydrocèles ; je n'ai dû parler ici que de la plus ordinaire. Dans quelques cas, la tunique vaginale est épaissie et cartilagineuse, dans d'autres, le testicule lui-même est altéré, et l'on a alors ce qu'on appelle l'*hydro-sarcocèle*.

Sarcocèles.

On entend sous ce nom une maladie chronique du testicule, constituée par la dégénérescence de l'organe ou changement dans la composition d'un corps qui se détériore.

Le sarcocèle reconnaît le plus ordinairement pour causes un coup ou une compression qui a porté sur les testicules et qui en a déterminé l'engorgement. Le sang, la lymphe ou la semence peuvent être retenus dans leurs vaisseaux, et amener consécutivement le squirrhe et le cancer du

testicule qui, par son poids, tiraille péniblement les
cordons spermatiques. Cette maladie, que l'on reconnaît toujours à la dureté et à l'augmentation
du testicule, occupe quelquefois les deux côtés ;
l'engorgement de ces organes et l'accroissement
de leur volume peuvent faire confondre le sarcocèle avec le varicocèle et même l'hydrocèle, si
l'on ne se rappelle pas les symptômes respectifs
de chacune de ces affections. Le sarcocèle est une
maladie grave, heureusement rare, qui peut donner lieu à une diathèse cancéreuse mortelle. On
distinguera toujours le sarcocèle de la hernie épiploïque en sachant que, dans les affections qui ont
le scrotum pour siége, les tumeurs commencent
par la partie inférieure, et ne sont réductibles ni
par la position horizontale du malade, ni par le
taxis, tandis que les hernies se montrent toujours
primitivement à la partie supérieure des bourses,
et que leur tumeur disparaît soit par la position horizontale, soit à la suite de tentatives de réduction.

On donne encore le nom de fongus à une hernie du testicule constituée par la sortie de cet
organe en dehors des enveloppes scrotales. Cette
maladie est la conséquence de lésions antérieures,
de plaies ou d'abcès, et est toujours reconnais-

sable à la position que le testicule, suspendu à son cordon, occupe à l'extérieur.

On donne aussi le nom de orchiocèle à une tumeur du testiculc ou à l'une de ces enveloppes et qu'il serait difficile de spécifier.

Varicocèle ou Cirsocèle.

MÊME MALADIE.

On désigne sous le nom de varicocèle ou de cirsocèle la dilatation des veines du cordon spermatique et des bourses. Cette maladie, très-fréquente, n'est en définitive qu'une varice à laquelle on a donné un nom particulier à cause des veines qu'elle affecte. Il s'en suit donc que tout ce qui peut accumuler le sang dans les parties doit, en dilatant les veines testiculaires outre mesure, y produire le varicocèle. L'état variqueux est plus fréquent que l'état anévrismal, parce que les veines sont plus grosses et plus nombreuses que les artères ; ces vaisseaux sont appuyés sur l'os pubis et supportent, conjointement avec le canal déférent, le testicule qui se relève par les contractions du cremaster et qui retombe par son propre poids lorsque ce muscle se relâche. La longueur des vaisseaux spermatiques n'est pas la même des deux côtés, et d'ordinaire le testicule gauche dépasse de quelques lignes le testicule droit. Cette disposition, essentiellement favorable pour le croisement des jambes, est normale et prévient le froissement des testicules entre eux. Mais il n'en est pas de même quand cette différence de longueur est trop prononcée et que l'on sent d'un côté le cordon noueux ondulé et comme gorgé de sang. On a alors affaire à un varicocèle qui peut se compliquer d'un spermatocèle, c'est-à-dire d'une accumulation du sperme causé souvent par l'abstinence des plaisirs vénériens. Quand la tumeur est ancienne et grosse, il est rare que l'un n'accompagne pas l'autre. Le varicocèle est plus fréquent chez les adultes et les vieillards que chez les jeunes gens. Il affecte surtout le côté gauche et se trouve très-commun. Quand il est simple, on peut espérer du soulagement et même la guérison.

En résumé, le malade pourra toujours distinguer ces quatre sortes de maladies que je viens de

décrire et qui ont toutes leur siége dans les bourses :
la première est l'hydrocèle, tumeur aqueuse,
c'est-à-dire remplie d'eau ; là deuxième, le sarcocèle, tumeur produite par la dégénérescence du
testicule ; la troisième, le varicocèle formé par la
dilatation des vaisseaux sanguins ou des veines du
scrotum ; et la quatrième, le cirsocèle, état variqueux des veines du cordon spermatique. On sou-
lage ces quatre maladies par l'usage continu d'un
suspensoir.

Pour le traitement, voir à l'article des médicaments. et, à la fin de l'ouvrage, aux opérations.

Chutes du Rectum et des Hémorrhoïdes.

Le rectum est la dernière portion du gros intestin et fait suite à l'S du colon ; son renversement
affecte tous les âges et les deux sexes, mais il
atteint plus particulièrement les personnes qui
restent longtemps debout ou qui sont affectées
d'un relâchement de la membrane muqueuse de
l'intestin. La chute et l'invagination du rectum

sont des maux plus incommodes que dangereux. Leur cure est très-douteuse par la difficulté de donner de la force aux parties relâchées. Lorsque la chute est très-prononcée, le rectum paraît plus ou moins au-dehors, et son extrémité passe par l'anus. Il est facile de distinguer cette affection des hémorrhoïdes qui n'occupent ordinairement qu'un des côtés, tandis que le rectum dans sa chute remplit tout l'anus et laisse apercevoir à son centre l'ouverture de l'intestin. Les hémorrhoïdes, on le sait, ne sont autre chose que l'état variqueux des veines hémorrhoïdales qui tantôt restent à l'intérieur et tantôt viennent faire saillie au dehors ; double circonstance qui les a fait distinguer en internes et en externes. On reconnaît cette affection par la fluxion sanguine. Dans cet état, le malade ressent une pesanteur douloureuse au siége ou dans les parties environnantes, et, lorsque la maladie est intense, il y a horripilation dans le dos, engourdissement des membres inférieurs, pâleur du visage, urines rares, sentiment de pression exercée entre l'anus et le périnée ; enfin, écoulement réitéré de mucosités et de sang. Les hémorrhoïdes externes font beaucoup plus souffrir que les internes ; ces dernières peuvent sortir à la suite d'efforts en allant à la garde-robe, et peuvent s'étrangler par la contraction du sphincter de l'anus ; il faut donc réduire par le taxis soit la chute ou les hémorrhoïdes et y appliquer un appareil ci-après indiqué (1).

Causes des Hernies, des Descentes de matrice, des maladies du testicule, du rectum et des Hémorrhoïdes.

Hernies. On distingue deux espèces de causes générales, savoir : 1° celles qui augmentent la pression des intestins contre la partie inférieure du bas-ventre, tels que l'usage des ceintures de pantalons, les ceinturons et corsets, etc., etc. ; 2° celles qui élargissent les ouvertures au travers desquelles se forment les hernies, comme une secousse, un effort, un bond, un saut sur les pieds, etc.

En général, les hommes sont plus sujets aux hernies que les femmes, mais celles-ci ont, à leur

____

(1) Voir page 113.

tour, d'autres maladies non moins terribles, comme le cancer, les ulcères à la matrice, la chute de l'utérus, les hydropisies des ovaires et une foule d'autres maux qui ont, tous, des rapports avec les maladies que je traite dans ce livre.

Pour distinguer les véritables hernies des fausses, il est essentiel d'observer que les premières, chez les hommes, se manifestent d'abord à l'anneau pour descendre ensuite, dans un temps plus ou moins long, et progressivement, dans le scrotum, en devenant plus volumineuses, tandis que les fausses hernies, qui sont désignées dans le chapitre précédent, s'élèvent très-rarement jusqu'aux ouvertures qui donnent passage aux vraies hernies.

Il existe beaucoup plus de ces tumeurs à droite qu'à gauche. On explique cette différence par la considération que l'usage du côté droit, dans les exercices et les travaux du corps, est plus général que celui du côté gauche, et que cette habitude tient non-seulement à augmenter le diamètre des ouvertures, mais encore à porter sur lui les viscères dont la pression, ainsi accrue, favorise leur passage et leur sortie à travers l'anneau. Aussi n'est-il pas rare d'entendre dire à des malades : Je ne sais comment cela m'est arrivé. Cela n'est point étonnant pour certaines hernies, car la plupart viennent sans qu'on s'en aperçoive, à moins qu'on n'ait fait une imprudence trop grande en soulevant de lourds fardeaux.

Un auteur a cité dans un de ses ouvrages l'exemple suivant, bien remarquable sous ce rapport. C'est celui d'un savant menant une vie uniforme, sédentaire, et auquel survint, sans qu'il s'en doutât, une hernie inguinale. On lui appliqua un bandage. Quelque temps après se manifesta une semblable hernie du côté opposé; second bandage dont l'application fut suivie, plus tard, d'une troisième hernie.

La présence simultanée de plusieurs hernies n'est pas impossible, et l'on peut avoir en même temps une hernie inguinale et crurale de chaque côté, plus une hernie de nombril ou de l'écartement de la ligne blanche, et une de l'estomac.

Le relâchement, l'amaigrissement et la faiblesse sont des causes essentielles qui déterminent les hernies, surtout chez les hommes qui, par la nature de leurs travaux, y sont plus exposés que les femmes, et aussi par la largeur plus considérable chez eux du canal inguinal. Dans l'un comme

dans l'autre sexe , il faut encore noter comme
causes déterminantes de ces affections la laxité
ou défaut de force dans les fibres des ouvertures. L'abus des aliments huileux, un fréquent
usage du poisson, du beurre, le climat chaud, les
excitations génitales trop souvent réitérées, les
exercices violents, l'équitation, les cahots d'une
voiture rude, la gymnastique, le chant, les cris et
surtout les rhumes, ou bien encore lorsqu'on emploie plus que sa force. Il faut reconnaitre cependant que cette dernière cause ne suffit pas à elle
seule; car combien ne voyons-nous pas journellement d'hommes occupés toute l'année à voiturer,
manier d'énormes fardeaux, et qui cependant n'ont
jamais eu de hernies.

Toutes les fois que le diaphragme et les muscles du bas-ventre se contractent pendant de grands
mouvements, la cavité du ventre se trouve rétré-
cie, les intestins se portent vers les ouvertures,
anneaux ou arcades. Ces régions se dilatent et
donnent passage à tout ce qui peut former hernie.
Le même phénomène se produit pendant les efforts de la défécation, surtout s'il existe de la constipation, et pendant l'accouchement (comme il a
a été dit dans le chapitre de la hernie vaginale).

si la traction du cordon ombilical est exercée avec trop de violence ; cependant il est des cas où on ne doit point en rejeter la faute sur l'accoucheur, c'est lorsqu'il y a une prédisposition naturelle, ou que la femme fait des efforts à la sortie de l'enfant, ou encore lorsque le placenta est lourd, épais, parce que la distension de la tunique charnue, écartant ses fibres les unes des autres, l'intestin s'engage dans ces écartements, surtout si la tête de l'enfant se trouve trop grosse ou si elle reste trop longtemps au passage.

On dit, et cette opinion est très-admissible, que cette maladie est principalement une affection héréditaire, en ce sens que l'enfant naît avec une faiblesse originelle des parois. J'ai vu en effet, beaucoup de cas semblables ; je pourrais même citer plusieurs familles chez lesquelles j'ai posé des bandages aux enfants et aux petits-enfants.

Né de parents atteints de cette maladie est une condition qui prédispose à une faiblesse de cet organe. Il est démontré aussi qu'une hernie peut reparaître tout-à-coup, lorsqu'on se croit parfaitement guéri ; mais voici alors ce qui se passe. Le collet du premier sac étant trop étroit, la tumeur peut se faire jour à côté, et comme elle occupe à peu près la même place, on est porté à admettre la réapparition de la même hernie, quand c'en est, au contraire, une nouvelle qui s'est formée un peu au-dessus de la précédente. Quelquefois une nouvelle hernie se montre au côté opposé, et cette tendance des personnes affectées de hernie à en voir apparaître de nouvelles s'explique par le relâchement et la faiblesse de leurs viscères.

Si on a été opéré par la ligature et que la tumeur reparaisse, celle-ci se trouve sans sac herniaire. Il y a des cas aussi où les deux espèces sont réunies, comme par exemple lorsque le sac est déchiré par une violence extérieure ou bien percé par un abcès. Alors une portion de l'intestin formant la hernie passe par cette ouverture, se place dans le tissu cellulaire ou dans une cavité voisine, et paraît en partie dehors ; c'est alors seulement qu'il y a déchirure.

Qu'on me permette, en finissant ce qui a rapport aux hernies, de faire connaître les proportions dans lesquelles on les rencontre : sur 7227 hernies simples, 6278 étaient inguinales ; 5803 affectaient les hommes, et 475 seulement se rencontraient chez les femmes. Quant à la hernie crurale, 197 hommes seulement en étaient affectés sur 752 ; tous les autres cas doivent être rapportés à la femme.

Ces chiffres sont significatifs et prouvent combien j'avais raison de dire que la hernie inguinale était en quelque sorte spéciale aux hommes, tandis que la hernie crurale se rencontrait beaucoup plus fréquemment chez la femme.

Les mêmes calculs sont applicables aux hernies doubles.

Je terminerai ce chapitre en parlant des causes des fausses hernies ou maladies dont le siége est dans les bourses.

Je parlerai en premier de l'hydrocèle.

Il y a plusieurs genres d'hydrocèles : 1° par infiltration ; 2° enkysté ; 3° vaginal ; 4° l'hydro-congénial, et 5° l'hydro-sarcocèle. Cette dernière espèce d'hydrocèle se rencontre quand le testicule est altéré en même temps que le scrotum. Les causes de l'hydro-sarcocèle sont : une chute à califourchon, la coupure des bourses par un instrument tranchant qui met les testicules à découvert, ou bien un coup violent, comme par exemple un coup de pied de cheval.

Varicocèle. — Les causes du varicocèle sont ordinairement les marches forcées, l'abus des plaisirs vénériens, l'habitude de la danse, de l'équitation, le froissement des testicules par un pantalon trop juste, toutes ces circonstances prédisposent soit au varicocèle, soit à l'hydrocèle. Les personnes qui portent des bandages y sont plus sujettes, parce que le bandage, pressant le cordon spermatique, fait obsta-cle au retour du fluide séminal et du sang. Enfin, lorsque les testicules sont volumineux et le scrotum très-lâche, surtout en été, les cordons s'allongent, portent sur l'os pubis et acquièrent une disposition à devenir variqueux.

La varicocèle affecte plutôt le côté gauche, de même que le sirsocèle ; pourtant le varicocèle a moins de gravité dans ses conséquences. Cette maladie vient souvent d'une constipation habituelle, circonstance qui fait que les matières accumulées dans le gros intestin gauche compriment les veines spermatiques qui passent sous lui et s'opposent ainsi au retour du sang, dont la stagnation en élargit les parois. Cet état réagit beaucoup sur le moral ou peut être cause d'impuissance s'il se trouve très-développé. Le varicocèle du premier degré

est très-commun , mais sans suite fâcheuse. Beaucoup d'hommes ont cette dernière maladie sans le
savoir. Sur 100 hommes il s'en trouve 25 qui en
sont affectés.

Hernies réductibles et irréductibles.

On dit qu'une hernie est *réductible* quand elle
peut être refoulée dans la cavité naturelle, comme
il sera expliqué dans le chapitre taxis, elle est au
contraire appelée *irréductible*, quand ce refoulement ne peut pas avoir lieu. Les causes auxquelles
on doit rapporter cette impossibilité de réduction
sont : 1° l'engouement produit par l'accumulation
de matières alimentaires dans l'intestin hernié ;
2° la construction plus ou moins énergique de l'ouverture qui a livré passage aux viscères; 3° enfin
et surtout les adhérences que contracte le péritoine.
Cette dernière circonstance détermine quelquefois
une désorganisation fâcheuse contre laquelle aucune médiation n'est possible.

Quand les hernies sont anciennes et que, depuis

longtemps, l'épiploon et l'intestin n'ont pas été replacés dans la cavité, c'est lorsqu'on veut les réduire et refouler vers l'abdomen que les douleurs se reproduisent. Quelques-unes ne se manifestent qu'après la réduction et cessent lorsque les parties ont repris leur position primitive. Si ces douleurs se renouvellent, il faut alors considérer la hernie comme tout-à-fait irréductible. Quand la hernie a été des années dans les bourses, il s'en suit un déplacement dans tout l'abdomen, et, si la réduction peut encore se faire, les intestins qu'on refoule amènent une oppression, des étouffements, on sent comme un poids sur l'estomac. Ces circonstances peuvent quelquefois être considérées comme une cause d'irréductibilité, et il vaut mieux alors laisser les choses dans l'état où elles se trouvent. Dans aucun cas, on ne doit s'obstiner à vouloir les réduire ni les rentrer quand on éprouve de la résistance à une pression modérée. Il peut se trouver des gens qui se vantent de les guérir et de les réduire toutes. Le mauvais succès sur un grand nombres de malades ne les corrige point ; ils s'emparent de la confiance de personnes trop crédules qui tombent entre leurs mains. Voulant réussir à tout prix, ils compriment

trop l'intestin ou les parties lésées, et cette meur-
trissure survenue par l'emploi du taxis est souvent
mortelle.

Quand l'irréductibilité reconnaît pour cause, le
volume des parties ou une adhérence, ou lorsqu'elle
tient à une petite anse intestinale qu'il est impossible de faire rentrer, ce qui est très-difficile de déterminer par le seul toucher de la tumeur, on ne doit
appliquer de bandage qu'avec de grandes précautions et même en suspendre l'emploi ; car cette
application pourrait, outre la douleur qu'elle occasionnerait, amener des troubles dans les fonctions du canal digestif, surtout si le sac est lui-
même irréductible. Il faut donc s'abstenir de la
compression inutile et contenir le tout au moyen
d'un suspensoir ou d'un bandage très-doux à pelote creuse s'opposant en partie à l'accroissement
de la hernie ou à sa distension causée par les matières solides, liquides ou gazeuses qui la traver-
sent et forment son volume.

Il n'en est pas de même pour la hernie réductible, la rentrée s'en opère souvent, le malade étant
debout, surtout la hernie inguinale des deux sexes.
Il suffit de la repousser avec la main ; on la reconnaîtra facilement aux signes suivants : elle est

molle, souple et indolente, elle grossit aux moin-
dres efforts, dans la toux, et si on la presse dans
la direction opposée à celle du trajet qui lui donne
passage, elle diminue sous la main en rentrant dans
l'un des anneaux inguinaux ou arcades. Si, au
contraire, ce qui peut arriver même dans les hernies réductibles, les parties sorties ne rentrent
point, par suite de la contraction des fibres qui se
raccourcissent et se gonflent, l'inflammation survient à l'ouverture par laquelle les viscères se sont
échappées, la circulation est empêchée, les cas de
toutes sortes compliquent le mal et on a alors le
spectacle pénible de l'étranglement.

Petit rapporte dans son ouvrage : 1° qu'un jeune
garçon de vingt-deux ans avait depuis plusieurs
années une hernie qu'il faisait rentrer facilement ;
mais n'ayant pu y réussir, un jour qu'il avait beaucoup marché et tous les accidents de l'étranglement étant survenus, il le fit appeler à son secours.
Après avoir fait tout son possible pour réduire la
hernie, il le saigne et lui appliqua des cataplasme, après quoi il fit de nouvelles tentatives
aussi inutiles que les premières. Il réitéra la saignée jusqu'à cinq fois dans l'espace de quinze
heures. Enfin les accidents pressant l'opération fut

acceptée par le malade et elle allait être pratiquée,
lorsque la grand'mère s'opposa à ce que l'opération se fît, disant qu'elle se chargeait de guérir son
petit-fils. Elle le fit coucher nu par terre et lui
ayant fait écarter les cuisses, elle lui jeta brusque-
ment sur les parties un seau d'eau qui sur le
champ fit rentrer la hernie.

De la réduction par le Taxis.

Le taxis est une pression qu'on exerce avec la
main : c'est l'opération qu'on emploie dans toutes
les hernies sorties afin, d'obtenir leur complète réduction. Il faut bien se garder d'agir avec violence, car outre qu'elle est inutile, la violence augmente l'état inflammatoire des parties contenues
dans le sac herniaire. Les règles générales pour
pratiquer le taxis sur les hernies réductibles sont
de coucher le malade ou de le placer dans une position telle, que l'ouverture qui a donné passage aux
intestins soit dans le plus grand état de relâche-

ment possible, le bassin un peu plus élevé que le reste du corps ; les cuisses et la poitrine rapprochées près du ventre. Un autre procédé consiste à faire incliner le corps tout entier du côté opposé à la hernie, et tandis qu'on pratique la réduction de la tumeur, une autre personne se charge d'opérer de légères tractions sur le ventre en l'entraînant du côté sain. Le malade étant dans cette attitude, on attire doucement la hernie d'une main pour la dégager de l'anneau inguinal ou de l'arcade crurale, suivant que l'on a à réduire l'une ou l'autre de ces hernies; puis, on ramasse la grosseur au niveau de l'orifice extérieur, en poussant les matières d'avant en arrière, tantôt d'un côté, tantôt de l'autre, en les comprimant et pétrissant avec les doigts, de manière à déplisser la portion d'intestins contenue dans le sac et qui fait obstacle à sa rentrée : enfin il faut faire suivre une route exactement inverse à celles que les viscères ont parcourue en s'échappant. Ensuite on fait passer les matières dans la cavité par petites portions, en commençant par celles qui sont venues les dernières. A mesure qu'il en rentre, on doit les empêcher de ressortir en posant les mains sur la base de la tumeur, en embrassant toute sa circonférence avec

les doigts qui exercent sur elle des mouvements
variés. Quand il ne reste plus qu'une masse assez
petite, on presse sur le tout afin de la faire rentrer en bloc. C'est alors qu'on entend dans les hernies de l'intestin seulement un bruit appelé gargouillement. Quelquefois l'intestin ne peut être
réduit qu'en partie; il devient nécessaire dans, ce
cas, d'appliquer sur la tumeur un bandage concave
ou creux afin d'empêcher ce qui est rentré de sortir ; et puis une seconde et même une troisième
tentative seront faites jusqu'à ce que toutes les parties herniées soient rentrées dans l'abdomen.

On est averti de la réduction complète par le
vide qu'on sent dans le sac et par l'absence de tout
obstacle au-devant de l'anneau. On éprouve quelquefois beaucoup de difficultés à distinguer le genre
de hernies qu'on a à réduire, eu égard aux adhérences et à la graisse qui se forment aux alentours
des hernies compliquées. Une méprise est souvent
très-grave. Ainsi, dans la hernie inguinale la plus
commune, on repousse l'intestin d'abord, directement en arrière, pour lui faire franchir le premier
anneau, puis en arrière, en haut en dehors, et
enfin d'avant en arrière. Si l'on présume être arrivé au second anneau, cette manière de réduire

n'est que pour les hernies récentes; dans celles qui sont anciennes et volumineuses ou dans la hernie congéniale, il suffit le plus souvent de repousser les parties en arrière et un peu en haut.

Le taxis est plus difficile dans les cas de hernie crurale, à raison de l'étroitesse de l'ouverture qui lui donne passage. La réduction doit être dirigée de bas en haut, un peu de dedans en dehors, et si la tumeur se recourbe sur elle-même, il faut alors la refouler seulement en arrière.

La réduction de la hernie ombilicale n'offre rien de particulier ; le trajet n'étant qu'un simple anneau, on presse la tumeur dans une direction perpendiculaire au nombril, et la grosseur rentre ordinairement de suite.

Au moment de la réduction d'une hernie avec symptômes d'étranglement, le malade doit éviter toute espèce d'effort et de contraction : il ne faut pas étouffer ses cris et, autant que possible, il doit respirer largement. Si l'on ne parvient pas à faire rentrer le tout dans l'espace d'un quart d'heure ou d'une demi-heure au plus, on doit laisser reposer le malade et recommencer après un laps de temps pareil. Il faut varier la direction du refoulement, tantôt d'un côté, tantôt de l'autre, car la réussite ne dépend pas toujours de la disposition de l'anneau, mais bien des intestins. Si la hernie se trouve ancienne et que le malade en ait opéré lui-même la réduction plusieurs fois, on doit le consulter, afin de faire comme lui.

La hernie ancienne s'étrangle moins facilement parce qu'elle a élargi son orifice et effacé la paroi antérieure du canal. C'est ainsi que toutes les hernies congéniales sont facilement réductibles, et que l'on n'éprouve pas ordinairement de grandes difficultés pour atteindre ce but. Mais s'il y a contraction de l'anneau, il est presque impossible d'en réduire la moindre portion, à cause des douleurs que le malade éprouve. Lorsqu'on presse la partie affectée, la délicatesse des organes s'oppose à toute pression violente; non-seulement on perdrait un temps précieux, mais on augmenterait le danger en voulant forcer l'intestin.

Cette circonstance me rappelle qu'un jour je fus demandé pour poser un bandage chez un malade qui souffrait depuis vingt-quatre heures d'une hernie qui était, disait-il, apparue subitement. Cette déclaration que nous avions peine à croire, le chirurgien et moi, nous fut répétée de nouveau. Pendant que l'opérateur tentait avec son aide une

dernière fois la réduction avant d'en venir à l'opération, je passai dans la pièce voisine où la famille
du malade était réunie en proie à une anxiété facile à comprendre. On me demanda ce que je
pensais de la position du malade. Je leur fis part
de mes pressentiments en disant que journellement
on était trompé par les malades, et qu'un men-
songe devenait préjudiciable à ces derniers ; je dis
que, dans une hernie naissante, comme on l'atteste
présentement, et aussi volumineuse, avant d'a-
voir recours à l'opération, on devait employer tous
les moyens de réduction en commençant par les
bains, les cataplasmes et le taxis, en dernier lieu.
Mais si la hernie se trouvait ancienne ou irréductible, en voulant faire disparaître de force la tumeur qui ne peut rentrer, on pourrait amener la
perte du malade. Je n'avais pas plutôt achevé que
sa femme s'écria : « Eh ! bien, monsieur, sachez
» que mon mari a cette grosseur depuis plus de dix
» ans. Il voulait cacher à tout le monde son infir-
» mité. » Mais cet aveu venait trop tard! croyant
avoir à traiter une hernie récente, comme on l'a-
vait soutenu ; l'aide, en employant plus de force
dans une dernière tentative de réduction, venait de
perforer l'intestin gangrené et, cinq minutes après,

le moribond rendait le dernier soupir dans des convulsions atroces.

De telles morts ne peuvent être attribuées qu'à la faute des personnes qui, par une fausse honte, cachent ce qu'elles devraient avouer, surtout pour ces sortes de maladies qui ne sont pas les conséquences de l'inconduite.

On peut juger par ce récit combien il est nécessaire de savoir la vérité sur les commencements des maladies en général, et de ne pas s'en rapporter au dire des malades qui ont quelquefois des raisons pour cacher leurs infirmités.

Dans les maladies des organes génitaux de la femme, telles que la chute du vagin et le déplacement de l'utérus, la réduction est assez facile ; souvent ces organes reprennent d'eux-mêmes leur situation naturelle ; dans le cas contraire, la femme doit être placée sur le dos, les reins un peu plus élevés que la poitrine : dans cette position on introduit l'indicateur ou le doigt du milieu dans le vagin : on refoule en haut le corps de l'utérus ou la tumeur ressortie, et on les maintient en place au moyen d'un pessaire. Les doigts doivent être enduits d'un corps gras ; de cérat ou de beurre, ainsi que le pessaire dont on doit se servir.

Quand la descente se trouve complète, c'est-à-dire, si elle paraît en dehors de la vulve, la réduction est moins facile à opérer, et un repos au lit de plusieurs jours est nécessaire avant d'y soumettre la malade. (Voir pour l'introduction des pessaires à la suite de l'application des bandages.)

Pour la réduction des chutes du rectum et des hémorrhoïdes, le malade doit être couché, le bassin soulevé, les cuisses fléchies de manière que l'anus soit la partie la plus élevée dans cette position ; on nettoye la tumeur, on l'enveloppe d'un linge imbibé d'eau ; puis, on presse peu à peu avec le doigt les parties sorties. Si la chute est plus considérable, on se sert de tous les doigts réunis en cône ; on fait rentrer l'intestin par petite portion comme pour les hernies. Le rectum une fois à sa place, on applique sur l'anus un appareil-ceinture sans ferrure avec refouloir.

Étranglement des Hernies.

L'étranglement est l'accident le plus dangereux, le plus grave des hernies, il serait mortel sans le prompt secours de la chirurgie. La cause de l'étranglement est le plus ordinairement, pour la hernie crurale, la sortie de l'intestin par l'un des trous du fascia cribriformis, et surtout quand elle est devenue complète. La plupart des hernies crurales existent depuis plusieurs années avant d'être exposées à des étranglements, et, si celui-ci arrive, il n'en faut point placer le siége à l'anneau, car il est capable de recevoir une portion d'intestin grêle dont le volume peut s'applatir et n'a aucune disposition aponévrotique normale qui puisse le rétrécir et lui permettre d'agir comme cause d'étranglement. Ces observations sont le résultat de discussions aux académies de médecine. Une explication contraire est consignée dans des ouvrages de nos grands maîtres, qui prétendent que la cause des étranglements vient le plus ordinaire-

ment de l'anneau, excepté dans les hernies anciennes et volumineuses où l'ouverture se trouve
beaucoup plus dilatée que dans celles qui sont
récentes : plus l'anneau est ouvert ou distendu,
moins les hernies sont sujettes à s'étrangler. Mais
qu'importent au public les discussions des savants? Mon jugement même n'est point en cause
dans cet écrit. Que le siége du mal soit ou non à
l'un des trous, ouverture ou anneau, la principale
indication, dès qu'on a ressenti une douleur, une
tension plus vive qu'à l'ordinaire, est immédiatement d'y porter remède par tous les moyens.

Il importe, avant toute chose, d'obtenir la liberté
du ventre par des évacuations spontanées, afin de
débarrasser le canal intestinal des matières qu'il
renferme. On ne doit point s'en laisser imposer par
les accidents, qui sont tantôt rapides et aigus, et
tantôt lents ; il faut, dans tous les cas, ne pas attendre, quand on a reconnu l'étranglement ; le
moindre retard entraînerait infailliblement la
perte du malade.

Les hernies ombilicales ne s'étranglent point, à
beaucoup près, aussi facilement que dans les autres hernies, et si l'étranglement y survient, il est
rarement violent. On doit mettre en usage les mê-

mes moyens que ceux recommandés dans les hernies des aines. La pression doit être dirigée simplement en dedans. Le malade doit être couché,
plié en devant, afin de faciliter la réduction de
cette hernie.

La rapidité avec laquelle surviennent les accidents chez bon nombre de sujets, et celle avec laquelle aussi ils sont mortels prouvent les inconvénients de différer l'opération.

Bien que tous nos opérateurs n'aient recours
au bistouri qu'en cas d'absolue nécessité. ;

Il est démontré qu'il existe plusieurs sortes d'é-
tranglements selon les causes qui les produisent.
Parmi celles-ci, les unes sont de nature à être connues avant l'opération ; l'existence des autres ne
peut être constatée qu'après la division des enveloppes de la tumeur. Le pronostic des hernies inguinales étranglées est moins grave que celui de
la hernie crurale, accompagnée des mêmes accidents.

Dans la dernière période de l'étranglement, le
malade a une constipation insurmontable. Il commence par vomir les aliments, ensuite de la bile ;
une partie des substances solides et liquides contenues dans l'estomac sont rejetées en dehors, après

quoi le malade rend des matières fécales par la bouche. Arrivée à ce moment, la fièvre prend plus de force. Le malade rejette une liqueur brune, d'une odeur fétide. A ces accidents se joint le hoquet; la respiration devient de plus en plus courte; l'inspiration étant interceptée s'accompagne d'un bruit rauque. Après des mouvements convulsifs, les traits s'altèrent, le ventre se tuméfie, le pouls devient lent, la langue se sèche, le corps est miné par la douleur. La maladie fait alors de tels progrès, qu'on s'aperçoit que la tumeur prend une couleur livide en se ramollissant; une sueur froide perle sur la figure et parcourt les pommettes, le col, la poitrine; et, lorsque la gangrène s'est emparée des parties déplacées, les forces se trouvent dans la plus grande prostration. La voix s'éteint, l'œil se creuse; un cri plaintif se fait entendre, et le malade meurt en effet pendant et même avant l'opération.

Tels sont les accidents qui résultent d'une hernie étranglée. Et, lorsque la gangrène survient, c'est presque toujours la négligence du malade qui en est cause par le retard qu'il a mis à faire appeler un chirurgien. Souvent on en a vu dans les hôpitaux périr le jour même de la réduction.

A l'ouverture des cadavres, on a trouvé chez les uns l'intestin gangréné, chez d'autres il était perforé et les matières fécales étaient répandues dans l'intérieur de l'abdomen.

Il peut se faire aussi—comme je l'ai vu plusieurs fois sur des hernieux dont les tumeurs étaient d'un volume considérable—que, sans employer la violence, mais par la continuité seule de la sortie des intestins vers les anneaux, ces mêmes intestins se dilatent, se rompent à l'intérieur, sans qu'on puisse en rejeter la faute sur qui que ce soit. On peut donc éviter une mort certaine en pareil cas, par l'application d'un bandage ayant les qualités nécessaires pour contenir toutes les hernies sans les exposer aux étranglements.—Bien des malades se tromperaient s'ils croyaient qu'on opère sans étranglement. Le célèbre chirurgien Petit assure que l'opération d'une hernie non étranglée est, abstraction faite des circonstances, plus dangereuse que la hernie étranglée elle-même; il prouve qu'il a opéré deux hernies non étranglées dans l'unique vue d'obtenir une cure radicale et pour complaire aux personnes herniées, et que le résultat a été des plus malheureux et contraire à ses prévisions. Plusieurs autres opérateurs de son temps n'ont pas mieux réussi : ce qui lui a fait rejeter à tout jamais cette manière de vouloir guérir ; d'autant plus, comme je l'ai dit dans le cours de cet ouvrage, que le malade serait contraint de porter un bandage après comme avant l'opération.

Dans les hernies principalement scrotales ou volumineuses, le malade, afin d'être à l'abri d'un étranglement, ne doit point quitter un seul instant son bandage, car, pendant son absence, quelle que courte qu'elle soit, la tumeur peut ressortir. On a vu des étranglements survenir dans le lit à l'occasion d'une colique, d'une toux. Un double accident peut alors se présenter : Ou la hernie s'étrangle sur le champ, ou l'intestin, en s'échappant, distend les parois de l'anneau, ouvre l'endroit rétréci du sac, qui touchait peut-être à une oblitération parfaite, et détruit en un moment tout ce que le malade avait pu espérer par l'usage continu du bandage.

CRITIQUE

SUR

L'APPLICATION DES BANDAGES.

Description des différentes espèces de Bandages Ceintures et Pessaires.

POSE DE TOUS CES OBJETS.

Parmi les nombreuses découvertes, inventions et perfectionnements pour le maintien ou la guérison de certaines hernies, il faut placer au premier rang le bandage herniaire dont les avantages sont incontestables, et qui conservera longtemps la suprématie, sinon pour toutes les cures, au moins pour le soulagement de ces infirmités. Il doit avoir une forme particulière pour chaque espèce de hernie. Son usage est de boucher ou fermer l'anneau et la partie supérieure du col du sac herniaire par une pression extérieure, douce et régulière. Il doit comprimer sans blesser ni incommoder, et surtout, ce qui est très-rare, il ne doit jamais se déranger; autrement, les hernies augmentent de volume et finissent en général, dans un temps plus ou moins long, par descendre dans les bourses. Les malades qui profiteront de ces avertissements n'auront point à craindre d'en venir à ce point.

On donne aux bandages divers noms et on les divise en deux classes, savoir : Les premiers, élastiques avec ressorts; les seconds, non élastiques. Ces derniers, plus anciens que ceux à ressorts, sont composés de cuir, toile ou lisière recouvert d'une bande de peau de chamois.

Ils ne peuvent avoir la supériorité sur les bandages en acier, car ils n'ont jamais le même degré de constriction, comprimant trop ou pas assez. Comme l'explique Richter, dans son traité sur ces maladies, « Le ventre n'a pas toujours la même » grosseur, il se trouve moins volumineux le ma-» tin et plus gros après le repas, se gonflant ou » s'affaissant pendant l'inspiration et l'expiration.

» Non-seulement les malades sont très-exposés
» avec de tels bandages, mais ils sont obligés de
» remédier continuellement à l'imperfection de ce
» genre en serrant de plus en plus la ceinture.
» Ils risquent de s'attirer un grand nombre d'in-
» commodités. Cela peut produire une tuméfac-
» tion douloureuse aux bourses et donner lieu, soit
» à une hydrocèle, soit à une cirsocèle. »

J'ai lu dans un opuscule distribué par un per-
fectionneur de bandages sans ressorts : « Que
» les femmes portaient ce genre de bandage avec
» une sorte de plaisir. »

Si j'étais curieux de ma nature et surtout si je
ne craignais d'être indiscret, je demanderais à
mon cher confrère de me faire connaître une seule
de ces malades qui puisse porter ces objets plus
que désagréables « avec un certain plaisir. »

Pour en revenir aux bandages à ressorts, je ne
prétends point dire qu'avec eux on soit à l'abri de
tout danger ; loin de moi cette pensée. Il existe
même dans les mieux faits une imperfection que
je démontrerai plus loin. Pour le présent, je dis
que, quand un bandage élastique se trouve appliqué avec intelligence et avec soin, il opère des
effets tout différents de ceux que produit tout ban-

dage posé sans précautions et sans les connaissances nécessaires. Pour ce qui est des hernies non
maintenues, je suis de l'avis d'un professeur que
l'époque s'honore de posséder. Le docteur Malgaine
écrit dans son manuel de chirurgie, paru en 1853,
page 550 : » Que les trois quarts des hernies sont
» mal contenues par quelque bandage que ce
» soit, appliqué à la manière ordinaire, et que
» cette branche de l'art a été, est-il dit plus loin,
» trop longtemps abandonnée aux bandagistes. »

Ici je suis sur mon terrain et je me permettrai de
répondre que, si les trois quarts des hernies étaient
mal contenues avant cette époque, c'est que les
trois quarts de ceux qui vendaient des bandages
n'étaient ni bandagistes, ni fabricants par eux-
mêmes, ni orthopédistes, mais bien herboristes,
couteliers ou encore marchand de guêtres. Il est
certain que la plupart des bandagistes, sinon la
totalité même, n'a fait aucune étude sérieuse et
spéciale sur la pose ou confection de ces objets;
encore moins sur l'anatomie. Par conséquent,
ils ne comprennent rien à ces maladies. Ils
appliquent des bandages par routine sans pouvoir
se rendre compte de leurs effets. Mais comme dans
tout il faut un juste milieu, je suis porté à dire

aussi que celui qui a acquis du savoir, de la science, comme docteur, n'a pas toujours l'aptitude nécessaire pour la vente des bandages, encore moins pour fabriquer lui-même les ressorts, comme le donnent à entendre plusieurs chirurgiens, grands anatomistes; mais, je le crains, inhabiles en ce qui concerne la manipulation de l'acier et la confection générale de tout ce qui est utile à cet état.

Le fameux Camper aussi voulait que le chirurgien s'occupât de la confection des bandages et appareils. Il faut qu'on sache qu'à toutes les époques il y a eu des officiers de santé, et même des docteurs industriels, fabriquant par leurs mains.

Présentement encore, il s'en rencontre une douzaine à Paris, est-on mieux servi chez eux? Un grand nombre de malades dont j'ai les noms et adresses pourrait nous édifier à cet égard. Pour en revenir à l'application, je dirai qu'à la suite des hernies dont on a réduit complétement l'intestin et l'épiploon, un bandage bien fait rend l'anneau calleux, agglutine entre elles les parois des cellules graisseuses, et détermine l'adhérence des tissus, l'oblitération de l'ouverture, et, par conséquent, la cure radicale. On obtiendra moins sûrement cette chance de guérison avec les bandages anglais, parus depuis trois quarts de siècle et que l'on n'a pas su rendre meilleurs. Ces derniers, fort incommodes dans beaucoup de positions, sont construits de manière à être appliqués sur la hanche opposée à celle où se trouve la hernie et à constituer constamment un cercle d'acier devant les parties. Ils ont de plus des pelotes mobiles roulant sur un pivot fixé à l'extrémité du ressort.

Pour leurrer le public, on lui fait croire que tous ces bandages se portent sans liens, ni courroies, ni souscuisses; mais une fois le bandage appliqué, au moindre mouvement, les plaques de derrière et celles du devant glissent ou se dérangent par la flexion de la cuisse, soit que l'on monte à cheval, ou simplement un escalier. Le dérangement des bandages est encore plus facile lorsque la tumeur descend dans les bourses : au moindre mouvement la pelote chavire, et, le passage se trouvant libre, les intestins glissent le long des cordons; et la hernie, au lieu d'être maintenue, fait des progrès rapides.

Ce système est , pour les hernies scrotales , le plus défectueux : il serait utile, tout au plus, pour les hernies récentes qui ne s'échappent pas des anneaux, comme la hernie oblique dans laquelle la

pelote ne doit appuyer que sur le trajet du canal
et sur l'orifice interne sans toucher le pubis. Mais
comme on peut contenir tout aussi bien ces simples hernies, avec n'importe quel genre de bandage, il n'est donc d'aucune utilité de donner la
préférence aux bandages anglais qui se laissent
deviner et qui sont incommodes par leur lour-
deur; on sera plus satisfait si l'on veut cacher son
infirmité en prenant un bandage à ressorts français,
imperceptible sous les vêtements.

Voici du reste, l'opinion de Richter, chirurgien
anglais, « on fait des bandages anglais (dit-il,
» dans son traité des hernies, 1780) dont la pelote
» est mobile. Il y a à son col une charnière qui
» permet de donner différentes directions. Quel-
» que commodes que paraissent ces bandages,
» je les regarde comme *inutiles* et *imparfaits*, car
» la pelote n'est susceptible que d'une sorte de
» mouvement. On peut à la vérité, par ce moyen,
» empêcher le bord supérieur de comprimer
» plus que l'inférieur, mais ce n'est point assez :
» il faudrait aussi empêcher le bord inférieur de
» presser plus que celui externe, et cela est de
» toute impossibilité avec les pelotes mobiles. »

Afin d'obtenir une application convenable des

bandages, il est indispensable que le ressort appui
et exactement, dans tous les points de son étendue,
sur toutes les parties du corps. Or, le bandage anglais, comme je l'ai déjà expliqué, a un cercle
imitant l'anse d'un seau qui ne porte jamais à
l'endroit voulu. Quant à son emploi pour le cas
de hernie crurale, il ne peut avoir lieu d'une manière efficace. Feu Jalade père, dans son excel-
lent ouvrage sur la description et la fabrication
des bandages, explique aussi « qu'il est impossible
» de placer convenablement sur un homme ou
» sur une femme un bandage anglais dépassant
» la surface du corps sur lequel il ferait un relief
» d'environ un pouce. Ce vice de construction, re-
» marqué à propos des hernies inguinales, doit à
» plus forte raison être signalé en ce qui con-
» cerne les hernies crurales qui présentent de
» grandes difficultés pour être réduites et mainte-
» nues. » Ces réflexions démontrent l'inutilité de
cette machine.

Pour la hernie crurale, on ne peut s'en servir
à moins de lui donner une courbure et une forme
pareille à celle des ressorts français.

On reconnaît aux bandages anglais deux qualités : la première est que, n'allant bien sur per-

sonne, ils vont à tout le monde ; la seconde se
trouve en faveur des marchands, car le malade,
voyant avec ce système la hernie constamment
descendre , sera forcé d'avoir sans cesse recours,
soit au médecin , soit au bandagiste. Une application et une expérience de douze années m'ont fait
apprécier tous les genres de bandages dont on se
sert (collections que je mets à la disposition du
public) : les uns que l'on nomme compresseurs à
combinaison graduée, à résistance, Rénixigrades,
ce qui signifie à peu de chose près force, pression,
degré ; les autres qu'on appelle à vis , à cric , à
crémaillère , à air , à clefs, à médicaments, etc.
Tous ces bandages , depuis le premier jusqu'au
dernier , présentent un défaut capital , surtout ,
s'ils sont destinés à contenir une hernie un peu
forte : les uns sont munis de pelotes mobiles et
ovales, et les autres portent des plaques triangulaires, larges et longues, comprimant inutilement la
partie antérieure par le prolongement qu'on désigne sous le nom de Bec-Corbin. Or, n'en déplaise
à nos faiseurs, innovateurs ou inventeurs , et plus
encore à deux qui ont annoncé dans les journaux ,
par des écrits et des livres, qu'il n'y avait que les
leurs dignes de l'attention générale ; que , hors

de leurs productions, il n'y avait aucun salut; je me permets d'avoir un sentiment contraire. Un d'entre eux a eu même la naïveté de faire imprimer que son invention porterait un coup terrible à tous ses confrères !.. Cette prophétie date de quinze années ; depuis cette époque, nous n'avons vu aucune révolution qui eut rapport à ce sujet.

La plupart de ces bandages ont été brevetés et sont tombés... dans le domaine public ou dans l'oubli le plus profond, après avoir vu le jour et et joui d'une réputation éphémère. Combien de fois les innovateurs ne se sont-ils pas abusés sur les avantages qu'ils se croyaient en droit d'attendre de leurs nouvelles inventions? Une fois le brevet expiré, si on avait reconnu à l'un de ces bandages un perfectionnement réel, tous les bandagistes-herniaires, usant du droit que la loi leur accorde, se seraient empressés dans l'intérêt général d'en confectionner de pareils. La difficulté n'entre pour rien dans la fabrication de ces objets ; les uns ont obtenu un brevet pour avoir mis une vis de droite à gauche, ou de gauche à droite, d'autres ont fait des pelotes en métal afin de pouvoir percer des trous et y loger de la poudre ou de la graine de... Plusieurs ont cru perfectionner ces appareils en ajoutant des plaques longues et épaisses; de plus, des écrous, des rondelles et boulons, sans doute pour faire poids ; quelques-uns , tant en province qu'à Paris , ont imité des pelotes faites à Londres, en 1816, par Wilson. Ces pelotes consistaient en deux plaques de fer, de la forme d'une poire, tenues à distance par un spiroïde d'acier. Ces bandages à ressorts français étaient disposés comme tous les autres ; le bout du ressort par sa pression faisait mouvoir la pelote semblable à un soufflet. Je ne puis passer sous silence les pelotes en gélatine qu'on annonçait sur tous les murs de Paris en 1845, et qui sont reparues au bout de six ans, sous un autre patronage. Au début de cette découverte, pas plus qu'aujourd'hui, je n'ai jamais eu confiance à l'utilité qu'on pouvait retirer de l'introduction de cette matière dans les pelotes ; aussi ai-je rejeté l'offre d'exploiter cette substance qui devait , suivant les exploiteurs, nous rapporter des millions. Encore aujourd'hui nous voyons annoncer cette subtance avec quelques modifications sans doute ; ces pelotes sont plus ou moins résistantes selon les matières qui entrent dans la composition de la gelée qu'on introduit en guise de laine, ce qui les fait peser le triple des autres. Outre ce lourd inconvénient, il faut en reconnaître un autre plus désagréable encore ; c'est celui qui résulte du suintement de la gélatine qui se fond par l'effet de la chaleur. Il a paru aussi, dans le même temps, des pelotes en gomme pure et à air qui s'affaissaient à la moindre pression. On ne pouvait remédier à cet inconvénient grave, qu'en mettant de la laine par dessus ce qui les rendait identiques aux pelotes ordinaires. Enfin , et je citerai comme produisant un meilleur résultat que toutes les pelotes que je viens de citer, les pelotes à air mobile remise au jour dernièrement ; mais la difficulté de se procurer ces pelotes et le prix élevé que nécessite leur confection particulière, empêcheront probablement d'en faire un grand usage pour une foule d'autres bandages.

On ne peut citer que leur élégance et se taire sur leurs avantages. Au lieu de les rendre plus efficacement utiles, on cherche à les enjoliver avec des plaques en argent ou en acier poli, on les surcharge de vis, boutons, pivots et traverses dorés. Ce clinquant peut sans doute les faire admirer ou admettre plus facilement aux expositions et même leur faire avoir des mentions, des médailles; mais ces honneurs, ces distinctions ne soulagent point les milliers de personnes qui souffrent. C'est ainsi qu'ici-bas on est frappé de ce qui éblouit au détriment de choses simples, mais bonnes; on regarde souvent ce qu'on ne devrait pas voir, au lieu de voir ce qu'on ne regarde pas.

Le plus grand nombre de ces bandages, avec leur enjolivement trompeur, se trouve monté avec des plaques becs de corbins, pour peu qu'on soit obligé de maintenir des hernies volumineuses et descendantes; pour ces cas, toujours le bec de corbin, allant parfois sur le périnée! Il est vrai que ce genre de plaque s'applique journellement dans tous les hôpitaux, devant et par l'ordre de nos célébrités chirurgicales. Ce système de plaques triangulaires, quoique grossièrement garnies, serait peut-être celui qui s'adapterait le mieux sous le rapport aussi de la simplicité du ressort si, dans les adjudications, il ne se trouvait pas des individus qui, cherchant sans doute un titre qu'ils croient pompeux et que chacun de nous peut avoir, ne soumissionnaient, chose déplorable à dire! jusqu'à 40 p. 100 au-dessous du prix offert par l'administration pour la fourniture de tous les objets nécessaires aux hernies, descentes, varices, etc.

La première victime de ce rabais est le malade , qui ne peut avoir le bandage désirable et d'une qualité supérieure; car, avec un prix aussi minime, on ne donne pas des ressorts larges , forts , durables, en un mot, des aciers de premier choix. Le fournisseur, pour ne pas perdre, est obligé de les faire couper et limer tant bien que mal. La trempe, qui ne devrait être faite que par demi-douzaine au plus, l'est par grosse, comme pour la pacotille. Les ouvrières qui, d'habitude, garnissent trois à quatre bandages par jour chez les personnes qui n'ont pas l'honneur d'être fournisseurs, sont forcées d'en faire huit en quinze heures pour suffire à peine à leurs besoins journaliers.

On dira à cela que rien n'est parfait, qu'il faut obéir à la routine, et, semblable au docteur Panglosse, on soutiendra que tout est pour le mieux dans le meilleur des mondes possibles, et on ajoutera : Il faut laisser faire. Ce sont d'anciens usages qu'on ne peut détruire sans toucher à tous les intérêts ; moi, je répondrai qu'on ne progresse en économie qu'à la condition de donner de bonne marchandise.

Le gouvernement, qui s'occupe plus que jamais des classes pauvres, changera , il faut l'espérer, ce mode de procéder à meilleur marché, surtout pour toutes ces infirmités , car la santé publique et le bien-être des classes ouvrières sont les premières conditions de la prospérité d'un Etat.

Je vois journellement des personnes se plaindre avec raison que leurs hernies ne sont pas contenues. Parmi ces malades, il y en a qui ont des bandages pour RIEN, et pour obtenir cette faveur, ils sont forcés de perdre en visites, obtention de certificats, attente et application, deux demi-journées de travail, dont le produit excède de beaucoup le prix du bandage qu'ils possèdent.

Je reviens à ce qui concerne les hernies scrotales ou compliquées qu'on a tant de peine à maintenir, s'il en faut croire les observations de plusieurs célébrités scientifiques. Juville, dans son *Traité des Bandages,* dit « que la plupart ont le défaut
» d'avoir une pelote trop large, trop longue, qui
» pose sur le pubis; il admet comme principe gé-
» néral que la pelote doit uniquement recouvrir
» l'anneau sans toucher au pubis. Si la pelote ap-
» puie sur l'os, la pression sur l'anneau en sera
» affaiblie, et la hernie ressortira par le côté. »

Richter écrit : « La pelote doit-elle simple-
» ment recouvrir l'anneau ou appuyer en même

» temps sur le pubis? J'ai vu, dit-il, des malades
» où la région de l'anneau était si profonde et les
» os si saillants, que la pelote comprimait trop peu
» l'endroit où l'intestin s'échappait et exerçait, au
» contraire, une pression si forte contre et sur le
» pubis, que le cordon des vaisseaux devenait dou-
» loureux et enflammé. »

Ces observations remontent à plus d'un siècle ;
mais dans un ouvrage récent et fort bien écrit, par
le docteur d'Orval, il est dit, à la page 154 : « *Di-*
» *mension de la pelote.* La longueur et la largeur
» méritent une attention particulière. »

Cet article me donne l'occasion de revenir sur
les écussons triangulaires à bec fort allongé.
Appliqués sur une hernie inguinale, leur pointe
comprime la partie antérieure de l'os pubis, leur
bord supérieur, et le bas-ventre. Dans les mouvements de la marche, dans la position assise et
d'autres encore, l'action des muscles, agissant
sur le bec de la pelote, écarte cette dernière,
lui fait former un vide par lequel le déplacement
peut avoir lieu ; il s'en suit qu'une réduction
complète et permanente est impossible avec un
corps compressif de cette forme et de cette grandeur. Ce fait mécanique, facile à vérifier, n'est

pas compris par beaucoup de bandagistes, et encore moins par quelques médecins industriéls. Quelques-uns prétendent même que la pression du bec de la pelote sur le col du sac herniaire en détermine mieux l'oblitération. Sans doute en produisant cette allégation, ils n'ont pas réfléchi à la distance qui existe entre ce point comprimé et l'orifice externe de l'ouverture ; ils oublient aussi peut-être que les parties herniées, en y séjournant, entretiennent la dilatation des anneaux et y constituent la hernie interstitielle.

Il en sera toujours ainsi avec une compression plus ou moins forte et des pelotes ou plaques larges comme la main. Certains confectionneurs devraient savoir que l'anneau, quoique dilaté, n'est jamais aussi ouvert qu'ils le supposent.

Jugeant ces imperfections, voyant à tout moment les personnes souffrir et se plaindre, je me suis mis à l'œuvre en remédiant, autant que possible, à une telle défectuosité. Après bien des essais, des tâtonnements, comme cela arrive en pareille circonstance, en faisant juste l'opposé de ce que l'on avait fait jusqu'à ce jour, je suis arrivé à un résultat des plus satisfaisants. Des applications sur des milliers de hernies qui n'avaient jamais pu être contenues m'en ont donné l'assurance.

Mon système de pelote anatomique peut s'adapter à tous les genres de bandages. Je ne saurais trop répéter que, dans les cas difficiles, mes confrères font de grandes, larges et longues plaques. Je fais l'inverse, je les rétrécis et les raccourcis. Ma pelote appelée anatomique, parce qu'il fallait lui donner un nom d'abord, et ensuite, par la raison principale, c'est qu'elle s'applique mieux sur les parties dilatées; elle est bombée à son milieu, afin de faire saillie et de pouvoir presser sur le trajet du canal sans comprimer les cordons spermatiques. La compression des ressorts et l'épaisseur des pelotes dépendent des hernies qu'on doit réduire. Dans les cas ordinaires, on ne doit les faire ni trop convexes, ni trop pointues : ainsi disposées, mes pelotes sont applaties, à leurs bases, en dedans, avec un prolongement doux, qui appuie sur les fibres ou sur le pubis. Pour que la pelote ne puisse remonter, ni laisser à découvert l'angle inférieur de l'anneau; je fixe à son prolongement un tissu élastique qui est cousu dans l'intérieur ; le sous-cuisse sert à la faire incliner vers le bas, tout en se prêtant aux mouvements du corps ; il

passe sur le périnée en tirant la pelote en sens inverse de la hernie, et va se fixer à un bouton tenu
à l'opposé de la pelote , c'est-à-dire que pour un
bandage de gauche, je fais boutonner du côté droit
et *vice versa*.

Les ressorts exigent moins de pression avec les
pelotes anatomiques, et le second perfectionnement
du sous-cuisse empêche les aines d'être coupées
comme le font les sous-cuisses ordinaires, posés
du même côté.

Je ne prétends point, par ces perfectionnements,
dire que l'application de ma pelote est possible pour
tous les cas. Il est des circonstances où je ne l'applique pas ; comme par exemple dans des complications d'hydrocèle ou de sarcocèle ; de plus, lorsque les bourses sont gonflées ou enflammées , les
sous-cuisses sont nuisibles ; il faut se servir d'un
bandage à pelote ordinaire. Enfin, chez les femmes,
le sous-cuisse doit se boutonner du côté de la tumeur inguinale, pour ne pas blesser les grandes et
les petites lèvres.

Quant à la hernie congéniale chez l'homme, le
bandage doit être de la même forme que pour les
hernies inguinales, il est très essentiel de maintenir le testicule en dehors de l'anneau : on ne

peut obtenir ce résultat qu'avec des bandages dont on est sûr, qui ne se déplacent point et qui restent constamment sur le canal sans comprimer ni vaisseaux ni testicules. Les bandages propres aux hernies crurales diffèrent des bandages inguinaux. Le collet du ressort crural doit être beaucoup plus court. La pelote ne doit ressembler en rien aux autres, elle doit être à poire, formée de manière que la face convexe soit plus contournée vers le haut. Il lui faut une garniture moëlleuse, à coussinet, avec deux boutons sur la plaque, un au centre, et l'autre en bas. Quoique cette hernie soit généralement peu volumineuse, on ne peut cependant la maintenir sans l'aide du sous-cuisse. J'ai à expliquer, pour le bien général, une petite modification quant à la manière de l'attacher. Afin d'empêcher la pelote de remonter, on fait ordinairement passer le sous-cuisse sur l'aine. Je trouve cette méthode gênante, surtout dans les moments périodiques ; je l'applique à la partie postérieure de la cuisse en le joignant sur le devant de la pelote par les deux bouts de cuir qui viennent s'attacher au second bouton. Les sous-cuisses doivent être en tissu élastique, afin de permettre toute espèce de mouvement, comme je l'ai dit à l'article : *Hernie crurale.*

Cette dernière se trouve placée plus près de la hanche que la hernie inguinale. Eh bien! un certain nombre de marchands ne tiennent aucun compte de cette grande différence, car on voit très-souvent des malades porter des bandages inguinaux au lieu de bandages cruraux. Ces bandages ont des collets trop longs qui avancent sur les parties sans comprimer exactement les endroits herniés. Il n'en serait pas de même si le bandage se trouvait posé par un praticien habile, expérimenté, sachant où doit porter la pelote. Le coup-d'œil joint à une grande pratique vaut quelquefois mieux pour la pose des bandages que la théorie.

Un jour entre dans mon cabinet une personne qui me demande un bandage. Comme il est nécessaire de se renseigner sur le genre de hernie, afin de pouvoir donner de suite l'objet qui doit servir à maintenir le mieux, je faisais les observations nécessaires, quand, par ces mots, on m'arrêta court dans mes questions : Je suis médecin, c'est pour mon usage, je sais ce qu'il me faut. Veuillez me donner à choisir et je me charge de l'application. Trois jours après cette première entrevue je revis mon médecin qui, en entrant chez moi, me dit : Monsieur, votre bandage ne me va pas : il me fait souffrir par sa trop forte pression tout en laissant échapper la hernie. Enfin, il ne porte pas à l'endroit voulu. Alors je lui répondis : Eh ! monsieur, cela ne m'étonne pas, mais permettez-moi de vous dire que je ne suis pour rien dans votre plainte et votre mécontentement. Si vous m'aviez laissé poser le bandage , j'en aurais pris la responsabilité ; mais comme il vous a plu de le choisir et de l'appliquer vous-même , la faute n'en doit retomber que sur vous. Heureusement j'avais à faire à un homme de sens et d'esprit ; il se contenta de sourire et me répondit : Vous avez raison, en ces sortes d'affaires la théorie s'incline devant la pratique : chacun son métier , posez vous-même le bandage que vous jugerez à propos.

Il ne m'appartient pas de tracer une règle de conduite à qui que ce soit, mais si je n'étais pas intéressé dans la question, ou s'il m'était permis de donner un conseil aux médecins, je les engagerais à adresser directement leurs malades aux hommes spéciaux : il en est assez à Paris qui, depuis longues années, exercent sans avoir la prétention de faire tous les états, de tout entreprendre et qui consacrent purement leur intelligence au soulagement de ces maladies.

Pour en revenir à l'application des bandages, le bandagiste-herniaire doit fournir non-seulement l'objet convenable, mais encore en le posant il doit lui donner lui-même la courbure indispensable que le corps de chaque malade exige. La structure des parties est telle qu'il faut que le ressort, malgré son élasticité et sa trempe, conserve un certain degré de souplesse, afin qu'on puisse en le contournant avec la main le faire adopter à toutes les cavités ou élévations que présente le bassin. Le sacrum étant plus élevé que les anneaux et les arcades sur lesquels s'appliquent les pelotes devant, on doit faire prendre aux ressorts cette direction. Enfin le collet demande à être plus fort que le reste du ressort, pour ne point, quand on l'ouvre, faire céder la pelote. En un mot, les conditions qui doivent présider à la bonne confection des bandages en général consistent dans leur longueur, dans leur obliquité, leur force et leur élasticité.

C'était aussi l'opinion d'Arnaud, célèbre chirurgien du siècle dernier, « les ressorts les plus simples, dit-il, sont préférables à tous les autres ; » c'est en diminuer les avantages que de vouloir » les compliquer. Quand le bandage est bien tourné » et que la pelote est figurée comme il convient.

» la hernie se trouve parfaitement contenue sans
» avoir besoin de plusieurs ressorts les uns sur les
» autres. »

La perfection du bandage consiste dans les rapports de ses contours avec ceux du bassin. Pour les pelotes, l'efficacité doit être dans leurs formes et non dans leur contenu, qu'elles soient remplies avec de la laine, de la bourre ou toute autre matières caoutchouté ; peu importe, ce n'est point ce qui se trouve dans l'intérieur desdites pelotes qui empêche les hernies de couler. Chez les personnes grasses ou grosses, il faut des pelotes bombées, un peu dures. Les sujets maigres, au contraire, demandent à en avoir de plates et de douces, avec un rebord en peau appelé coussinet, qui laisse reposer les parois dessus, sans crainte de blesser l'abdomen ou les contours de l'anneau ; perfectionnement qu'on ne peut obtenir avec toute espèce de pelote qui, en s'affaissant ou se dérangeant, fait sentir la plaque de fer sur laquelle elle se trouve montée.

En principe et généralement chaque hernie a besoin d'un genre particulier, d'une pression plus ou moins forte, de plaque, grande, bombée, petite ou peu garnie, de collet plus ou moins avancé, descendant ou droit. On aurait tort d'appliquer le même et la même forme de bandage dans tous les cas de hernie. L'expérience de l'homme exercé peut seule donner ce qui convient, soit dans la construction de l'appareil, soit dans ses applications, et il n'y a que chez le spécialiste que l'on trouve perfection et économie.

Ce que j'ai dit relativement à la structure des bandages simples peut s'appliquer en tous points aux bandages doubles. Les meilleurs sont ceux qui sont à brisures avec coussin derrière et à vis, ou encore sous le rapport du bon marché on fait des bandages brisés, tenus au moyen de deux boutons et d'une courroie. Ces derniers, fort en usage, valent mieux, à beaucoup près, que ceux à ressorts à double plaque ou, ce qui revient au même que ceux à doubles pelotes montées sur un seul ressort. Ces bandages, employés de préférence en province et surtout dans les campagnes, ne peuvent convenir dans bien des cas ; les hernies ne sont pas toujours égales en grosseur : l'une peut être très-petite, l'autre très-grosse; on peut avoir d'un côté une hernie toute différente de celle qui existe au côté opposé. Pour obvier à cet inconvénient et se prémunir contre tout danger, il est préférable de se servir d'un bandage brisé et à deux ressorts. Il existe des cas, fort rares à la vérité, dans lesquels les deux hernies sont d'une nature différente, c'est-à-dire, que l'une est inguinale, tandis que l'autre est crurale; dans ces circonstances, on comprend facilement l'inutilité ou tout au moins les difficultés d'application d'un bandage à doubles pelotes montées sur une seule branche.

Quel que soit le système que l'on adopte, tous ces bandages doivent être garnis en peau de chamois ou encore en basane. Si l'on veut qu'en été la sueur les pénètre moins, on emploie quelquefois aussi la gomme élastique. Ces bandages, par leur imperméabilité, ont l'avantage de pouvoir être conservés pendant les bains froids ou chauds.

Toutes ces indications que je viens de donner sur les bandages et la manière de les poser ne s'appliquent qu'aux hernies réductibles ; quant aux hernies irréductibles, on a plusieurs moyens de s'opposer à leur augmentation. D'abord on se sert de bandages, à force graduée, d'une douce pression et incapables de blesser les parties renfermées dans la tumeur. Pour atteindre ce but, on adopte à ces bandages une pelote concave et plus ou moins creuse, suivant le déplacement des intestins et l'adhérence qu'on a à contenir.

Au moyen de cette concavité, la hernie se trouve exactement comprimée. Cet appareil ainsi fait doit être conservé nuit et jour, et, en se conformant à cette prescription indispensable, les malades ne tarderont pas à s'apercevoir de l'efficacité de ce genre de contention ; à mesure que la tumeur diminue, on comble la concavité de la pelote jusqu'à ce que l'entière disparition de la hernie permette d'adopter un bandage à pelote ordinaire.

Certains malades se croient en sûreté lorsque leurs hernies, irréductibles et même réductibles, se trouvent soutenues par un suspensoir ; c'est une erreur, et il faut qu'ils se persuadent bien qu'ils ne sont pas à l'abri de tout danger. A l'exception toutefois des hernies volumineuses irréductibles qui sont dans le rectum et qui ne peuvent être soutenues par un autre moyen, le suspensoir ne doit être employé que pour prévenir ou soulager les maladies des bourses, telles que l'hydrocèle, le sarcocèle, le varicocèle et les gonflements du testicule déterminés par une gonorrhée (ou écoulement vénérien.)

Dans les hernies ombilicales ou ventrales, on

emploie avec un égal succès les bandages à ressorts ou ceux en tissu. Ces derniers conviennent mieux pour les hernies de peu d'apparence ou si, tourmenté par la toux, le malade doit le porter la nuit et même le jour; car, outre l'avantage de ne pas constituer un cercle de fer autour des reins, ce genre de bandage déjoue toute indiscrétion, même involontaire, en ne se laissant ni deviner, ni sentir sous les vêtements; aussi, lorsque le choix est possible, on n'hésite pas à donner la préférence aux bandages en tissu élastique. Quant aux bandages à ressorts, ils doivent faire presser la pelote contre l'ombilic, de manière qu'elle comprime l'endroit hernié seulement et n'appuyer qu'autant qu'il faut pour empêcher le bandage de se déranger; il est essentiel aussi que les plaques soient ovales, un peu larges, et toujours en rapport avec la dilatation de l'ombilic ou de l'éventration. Pour une hernie du nombril, le bouton de la plaque doit être saillant sans être trop pointu, et si le ventre se trouve flasque, on doit se servir d'un bouton plus fort, afin de refouler la tumeur dans l'abdomen.

J'insiste sur cette observation relativement à la forme des plaques et boutons, dans l'intérêt des malades, parce que ces derniers portent ces objets

sans bien souvent se rendre compte de leur mode
d'action. Espère-t-on atteindre le but qu'on se
propose quand, par exemple, pour contenir une
hernie ombilicale, on emploie ces bandages que
l'on rencontre tous les jours avec des pelotes trop
plates ou portant un bouton à peine visible? Je ne
le pense pas, et je vais en donner la preuve.

Appelé, au milieu d'une nuit, chez un malade à
qui j'avais vendu, deux ans auparavant, un bandage
de nombril, et un autre pour une hernie inguinale,
j'appris que, depuis trois jours, et trois nuits il
n'avait pu dormir. Il éprouvait des douleurs très-
aiguës dans la région de l'abdomen et de l'estomac. Il avait des nausées, des vomissements bi-
lieux, des contractions spasmodiques du ventre,
des crampes, etc. Après avoir examiné la hernie
du pli de l'aine, qui était sortie et que je fis rentrer, je crus un moment que le siége du mal était
à l'anneau, et que la rentré de l'intestin allait faire
cesser tous les accidents. Après un quart d'heure
d'attente, et comme aucune amélioration ne se
manifestait dans l'état du malade, j'examinai de
nouveau le ventre, mais cette fois avec plus d'attention. Je le trouvai ballonné, dur; je remarquai
en même temps le bouton de la plaque; ce fut un

trait de lumière qui dissipa toutes mes hésitations et me découvrit la cause de tous les désordres ; dès cet instant, j'avais mis le doigt sur la plaie. Sans faire aucune observation, je demandai un morceau de charpie gros comme une noix. Je l'appliquai sur le nombril, après toutefois que j'eus opéré la réduction et fait rentrer une anse d'intestin, pincée et étranglée depuis trois jours par l'insuffisance de la pression due à la petitesse du bouton sans forme. Dès ce moment le malade ne souffrit plus, et, pour atteindre ce résultat, il m'avait suffi de donner au bouton, au moyen de la charpie, l'élévation qui lui manquait.

Le fait que je viens de rappeler porte en lui son enseignement. Il est indispensable, dans tous les cas de hernie, d'examiner attentivement non-seulement toutes les parties de l'abdomen, mais encore le bandage dont est pourvu le malade. On ne saurait également trop recommander de faire garnir le bandage au moins une fois par an, non-seulement pour le mettre en état, mais pour changer la garniture, qui devient crasseuse et donne des boutons et des démangeaisons à toutes les parties de la peau qu'il touche.

Dans les éventrations, lorsque l'abdomen forme

une saillie considérable, ainsi qu'il arrive chez les femmes qui ont eu beaucoup d'enfants, on se sert d'une ceinture en coutil avec élastique sur les côtés ou en tissu, qui embrassent tout le bas-ventre. A ces ceintures on assujétit des plaques de métal légèrement recourbées et creuses, pour qu'elles puissent s'adapter à la convexité du ventre. Par conséquent, on ne peut, on le comprend, fixer d'avance, et d'une manière générale, la forme et la grandeur de ces plaques qui peuvent être garnies d'un bouton ou en être dépourvues. Ainsi, lorsque la hernie sort par une fente longitudinale, comme par exemple, dans l'écartement de la ligne blanche, une plaque avec bouton pourrait être très-nuisible. On doit chercher, autant que possible, à rapprocher les deux lèvres de l'ouverture et à joindre les fibres tendineuses qui composent la ligne blanche. On arrive sûrement à ce résultat en établissant sur chaque côté des devants de la ceinture un bourrelet dont la longueur dépasse celle de la fente et qui, rapprochés l'un de l'autre à mesure que l'on serre la ceinture, finissent par effacer complètement l'écartement.

La guérison des hernies n'est possible et dura-

ble qu'à la condition de l'usage non interrompu ,
pas même pendant la nuit, du bandage ou de la
ceinture. La guérison naturelle vient ainsi chez
les jeunes sujets ayant des hernies récentes. Le
collet du sac étant plus étroit que le corps qui
s'échappe du fond de cette poche, il s'ensuit que
ledit collet se plisse comme une bourse froncée
dans l'anneau qui le renferme; ces plis peuvent
surtout se souder et amener la cure. Une pression
continue produit indubitablement, dans certains
cas, un rétrécissement de l'anneau, et plus le malade retardera de quitter son bandage, plus il
agira avec prudence, plus il sera en sûreté. Quand
le bandage devra être changé ou renouvelé, on
aura soin de contenir l'ouverture avec la main, et
la tenir ainsi fixée sur la hernie jusqu'à ce que le
nouveau bandage soit appliqué. Un bandage en
caoutchouc devra être employé dans le bain, surtout dans les bains chauds qui, par la laxité qu'ils
procurent , favorisent étrangement la dilatation
des anneaux et la formation des hernies.

Pour les hernies vaginales , descentes et chutes
de matrice, on applique des *pessaires*, dont la
forme n'est pas constante et qui varie suivant le
but qu'ils ont à remplir. Les uns sont cylindriques,

les autres ovales. Les pessaires destinés à empêcher la chute du vagin ou soutenir les hernies vaginales se nomment pessaires vaginaux ; pour
l'utérus, on se sert indifféremment de plusieurs
formes de pessaires. Quelques opérateurs préfè-
rent le pessaire dit *sablier;* sa forme est celle de
deux entonnoirs placés bout à bout et dont le milieu est creux, afin de livrer passage aux produits
des différentes sécrétions dont l'utérus est le siége ;
puis, fournir un point d'appui facile au col de la
matrice, tout en repoussant le rectum et la vessie,
qui tendent à descendre et à former une hernie
vaginale.

Un bon pessaire doit avoir les bords unis et ne
présenter ni couture apparente, ni gerçure, ni
crevasse. On en fait présentement en gutta-percha,
en gomme pure et en caoutchouc vulcanisé. Ceux-
ci, tout nouveaux, sont de l'invention du docteur
Gariel.

   « Ce pessaire, dit l'auteur, se compose de deux
» pelotes à moitié remplies d'air, avec tubes qui
» viennent s'attacher sur un robinet. Avant de s'en
» servir, il faut faire passer d'un seul côté tout
» l'air contenu dans les deux pelotes et fermer le
» robinet. La pelote vide, réduite à un petit vo-

» lume, est introduite jusqu'au niveau du col uté-
» rin. C'est alors qu'on ouvre le robinet et qu'en
» pressant avec la main sur la pelote remplie
» d'air, on dilate autant qu'on le juge nécessaire
» la pelote précédemment introduite, puis on
» ferme le robinet. » Ce pessaire, placé le matin,
est retiré chaque soir. Il ne m'appartient pas de
porter un jugement définitif sur l'introduction de
la matière vulcanisée dans le vagin ni sur la présence continue d'un tube suspendu aux grandes
lèvres, ou encore du mode de gonflement. Je laisse
cette appréciation à des hommes plus compétents
que moi, et surtout à l'expérience ou au temps,
qui en seront meilleurs juges.

Il existe un grand nombre de pessaires : à bondon, à bilboquet, à guimblette en forme de huit,
un autre appelé infundibuliforme ; on en fait aussi
de plusieurs matières solides : en buis, ivoire,
corne, bois et une foule d'autres en métal ; mais
celui qui convient le mieux par sa simplicité est
le pessaire improprement appelé gomme élastique, attendu qu'il n'entre dans sa composition
aucune matière semblable et qu'il est simplement
fait avec du drap garni de laine à l'intérieur et recouvert de plusieurs couches d'huile de lin ; il s'en

fait en caoutchouc pur; mais ceux-ci ont l'inconvénient de s'imprégner, plus que les autres, de matières
fétides. On a donné à plusieurs, pour les distinguer, le nom de quelques grands chirurgiens, soit
que celui-ci en fût l'inventeur, soit, et c'est le plus
probable, que l'on voulût flatter l'amour-propre de
quelque célébrité, comme si le talent ayait besoin
de cette réclame.

De même que les trois quarts des bandages ne
maintiennent pas les hernies scrotales, les trois
quarts de ces pessaires sont peu en usage. Je ne
sais à quoi peut tenir cette indifférence et ne cherche pas à le savoir ; mais comme je ne dois parler
dans cet ouvrage que de ce qui s'applique le plus
commodément par tout le monde, et surtout avec
le plus d'économie, je reviendrai sur le pessaire
rond qu'on peut mettre soi-même et sans le secours de mains étrangères. Sa grandeur est rela-
tive à l'ouverture de la partie et à la cavité du
vagin distendu ; un petit peut suffire chez les jeunes
femmes qui n'ont pas eu d'enfant.

Les pessaires ronds ou ovales doivent être doux
sans s'affaisser et un peu épais. C'est au moyen de
cette épaisseur, qui fait pression contre les parties
déplacées, qu'ils se maintiennent dans l'intérieur

du vagin, tout en refoulant la chute. Il n'en est pas de même avec les pessaires à tige, qui ne peuvent être appliqués sans l'aide de cordons, de ressorts ou de plaques posées sur la vulve.

Manière de poser le Pessaire ordinaire.

Avant de l'introduire et le mettre en place, on doit, pour n'opposer aucun obstacle à son entrée, vider la vessie et le rectum, le pessaire étant huilé ou graissé, et la malade couchée sur le dos. Celle-ci l'introduira sur son côté, de bas en haut et d'avant en arrière, en pressant légèrement dessus ; une fois dans le vagin, elle le retournera afin de lui faire prendre la position horizontale, de manière à ce que le col de l'utérus entre dans l'ouverture dont le centre du pessaire est percé.

Pour le retirer, le mécanisme est encore plus simple : la femme étant debout et les jambes écartées, on introduit dans le vagin l'indicateur de la main droite, avec lequel on saisit le pessaire par son ouverture ; on lui fait alors faire un mouvement de bascule qui dégage le col de la matrice et l'on tire en bas avec douceur le pessaire.

Je ne parle pas de l'application des autres pessaires, tels que ceux à rétroversion, à bondon, à tige, etc., etc. ; parce qu'ils réclament le secours d'un chirurgien et que le choix de ces pessaires ne peut être fait par des personnes étrangères à la science.

Mais quelque soit le pessaire que l'on porte, il est nécessaire d'en avoir plusieurs de rechange et ne pas les laisser en place plus de huit jours. Un plus long séjour dans le vagin pourrait amener des ulcérations et des inflammations au col de la matrice, que favoriserait encore l'accumulation des mucosités secretées par l'organe gestateur et l'irritation produite par l'incrustation calcaire dont se couvrirait la surface du pessaire. En de telles circonstances, je le répète, l'intérêt bien entendu de la femme exige la plus grande propreté.

Lorsqu'on applique un pessaire rond ou ovale pour maintenir les descentes de matrice, il faut avoir soin qu'il couvre et supporte tous les endroits par où les parties pourraient sortir. Si la tumeur s'échappe pendant un effort violent, soit en soule-

vant un fardeau, soit en allant à la garde-robe,
la malade doit aussitôt se remettre sur son lit,
dans la position indiquée plus haut, ôter le pessaire, et, après avoir réduit les parties déplacées,
l'appliquer de nouveau. Avec des soins, du repos,
un régime et des fortifiants, on peut espérer une
guérison ; mais si l'on attend des années ; si par
négligence on n'a pas, dès le début, remédié à
cette infirmité ; si la réduction est incomplète ou
qu'on ne puisse refouler l'intestin, un étranglement peut survenir, comme dans toutes les hernies en général.

On s'aperçoit de ces accidents par les coliques,
les douleurs de reins qu'on éprouve. C'est donc
aux femmes à prévenir toutes ces incommodités
en commençant, dès le début, par se servir d'une
ceinture en coutil, afin d'alléger le poids des intestins, et si cette simple précaution est insuffisante,
on est obligé de recourir, en second lieu, à une
ceinture hypogastrique qui se meut au moyen
d'un petit engrenage et d'un anneau. Cette ceinture agit sur l'hypogastre de bas en haut, au moyen
du mécanisme qui se trouve à l'intérieur de la
plaque et par la pression des ressorts circulaires.
Celles faites différemment ne sont point aussi effi-

caces, ou, pour mieux dire, elles n'ont aucune différence avec les ceintures ordinaires en coutil employées à soutenir l'abdomen quand il n'y a qu'antéversion.

La ceinture hypogastrique à douce pression est préférable à porter; on la pose sous l'ombilic au-dessus de la saillie du pubis : avec l'une ou l'autre de ces ceintures on peut, dès qu'on ressent une faiblesse à cet organe, éviter l'emploi d'un pessaire, plus que désagréable.

Appareil pour contenir la chute du Rectum et les Hémorrhoïdes,

AFIN DE SOUTENIR CETTE MEMBRANE DANS SA CHUTE ET D'EMPÊCHER LES HÉMORRHOIDES DE RESSORTIR.

On a fait jusqu'à présent de très-mauvais et très-lourds appareils, ayant un cercle d'acier prenant à la taille. A cette ceinture est fixé derrière un second ressort, partant du milieu de son cercle, pour revenir, en se courbant, presser l'anus. Il est aisé de comprendre qu'avec ce système on ne peut s'asseoir que difficilement, et encore moins monter à cheval, sans éprouver des douleurs insurmontables ; d'autant plus que le refouloir étant un corps dur, en bois ou en ivoire, il blesse et dilate l'orifice. Pour obvier à ces graves inconvénients, sans m'éloigner du but à atteindre, j'ai, depuis plusieurs années, confectionné des ceintures sans ferrures ; elles sont montées sur un bout de tissu se bouclant par devant. Le refouloir, en gomme élastique, se trouve supporté au moyen de quatre petits tissus étroits fixés à autant de bouts de cuir qui vont se boutonner soit sur son appareil, soit à une ceinture ou bandage. Par cette simple modification apportée à la compression, celle-ci ne blesse ni le coccyx, ni les parties environnantes, et à cet avantage qui ne lui enlève rien de son efficacité elle joint celui non moins précieux de ne pas être apparente. Quant aux moyens palliatifs, voir au chapitre des médicaments.

Il me reste, avant de terminer ce chapitre, à parler des varices et des moyens employés pour leur compression. Le nombre des veines variqueuses est quelquefois très-considérable : on les voit enlacer la jambe, contourner le genou et aller souvent s'aboucher dans les branches de la veine saphène. Dans plusieurs cas, il suffit d'une compression régulière pour dissiper leurs gonflements. La méthode purement palliative, employée depuis fort longtemps, est le bas lacé. On a inventé et perfectionné des bas en tissu, sans œillets ni lacets, qui ne valent pas mieux que des gros bas de fil ordinaires, car leur compression est inégale et insupportable dans le cas de plaie, d'ulcère ou de toute solution de continuité. A leur début, ils ont eu un moment la prétention de faire rejeter les anciens bas ; mais leur temps est passé et ils sont remplacés avec avantage par le caoutchouc vulcanisé. Celui-ci, en effet, malgré une grande distention, revient toujours à son point de départ, tandis que le caoutchouc simple, une fois distendu, ne revient qu'imparfaitement, qu'incomplétement ; il reste affaibli dans les endroits qui ont subi une certaine distension.

Toutefois, malgré la bonté et les qualités du caoutchouc vulcanisé, il n'est pas douteux qu'on ne revienne, dans certains cas, aux bas lacés anciens, soit en peau de chien, soit en toile-coutil. On peut, avec ces derniers, lors d'un gonflement considérable du membre , serrer soi-même et à volonté les parties saillantes ou amincies, comme celles du pied , de la cheville ou de la rotule, par exemple ; avantage qu'il est presque impossible d'obtenir avec l'un ou l'autre des deux ou trois systèmes nouveaux. On pourrait objecter avec quelque raison que les bas en coutil ou en peau ont l'inconvénient de retenir la transpiration. Mais les personnes affectées d'ulcérations, de fractures ou d'entorses ne sont-elles pas obligées de se bander la jambe et de porter cette ligature ou ce bandage en toile nuit et jour? Donc, la transpiration sera tout aussi bien retenue avec le bas lacé ordinaire qu'avec ceux à mailles ou perméables à l'air, qui coûtent plus du double et qu'on ne peut réparer nulle part.

PRÉCIS HISTORIQUE

SUR LES

DÉCOUVERTES DES HERNIES

ET

MOYENS

QU'ON EMPLOYAIT POUR LE TRAITEMENT,

LA RÉDUCTION ET L'OPÉRATION.

Les premiers documents sur l'histoire des hernies datent de l'ère chrétienne. Cette branche de la médecine opératoire, presque inconnue aux anciens, peut être glorieusement revendiquée par les modernes, dont le génie observateur l'a portée au point de précision où nous la voyons aujourd'hui. Ce n'est que dans le cours des septième et huitième siècles qu'on voit les praticiens devenir plus explicites relativement à l'opération des hernies et aux systèmes qu'ils mettaient en usage pour en obtenir la guérison. Car, dans les premiers temps de la médecine opératoire, il n'existait aucune division ni classification.

Hippocrate, le père de la médecine, a laissé dans ses ouvrages, qui se ressentent de l'imperfection de l'anatomie de son époque, un grand nombre d'observations qui ont dû éclairer ses contemporains sur les moyens hygiéniques, médicaux et chirurgicaux.

C'est dans la première école d'Alexandrie que la doctrine médicale paraît avoir pris naissance. En ces temps-là, comme plus tard, les anciens opéraient les hernies faciles à maintenir. Ils réunissaient les enveloppes herniées en employant la ligature, à part quelques essais douteux. L'art de guérir se trouvait à son enfance, comme la science médicale l'était dans le commencement du règne de Charlemagne. Ce magnanime souverain, après ses guerres d'Italie et son expédition d'Espagne, fit un appel aux savants, fonda les premières écoles de médecine qu'ait possédées la France.

Cette science, qui était dans les premiers temps enseignée et exercée par les hauts fonctionnaires

de l'église, ainsi que par des physiciens, nom
donné à ceux qui exerçaient la médecine, commet-
tait de fatales erreurs, et il n'en pouvait être autrement si l'on réfléchit que l'organisation humaine renferme des mystères que le médecin le
plus savant, le plus habile, ne peut pas toujours
découvrir, malgré ses lumières, son zèle et son
noble dévouement. Avant le huitième siècle, et depuis la conquête de la Grèce par les Romains, l'art
de guérir était peu en honneur; et, malgré quelques
progrès qui se sont fait jour, cette science était en-
tourée d'épaisses ténèbres. Celse qui vivait à Rome
sous le règne de Caligula est le seul auteur de
cette époque qui ait écrit sur le sujet qui nous occupe : il dit dans son dernier traité, relativement
aux progrès de la chirurgie, que les personnes
qui exerçaient l'art de guérir avaient puisé leur
instruction en Grèce, dans les écoles des sciences
et des arts. Mais ce célèbre médecin, qui écrivait
sur la découverte des hernies, ayant négligé d'indiquer la part qui revient à chacun, on ignore le
nom du plus grand nombre de ceux qui y prirent
part. Il cite cependant Sostrate, Mèges et Héron,
comme étant ceux qui ont le plus contribué à faire
l'historique de la hernie ombilicale.

Qu'on me permette de donner un spécimen de la manière d'opérer des anciens. Après avoir fait rentrer les parties intestinales, on détruisait la peau avec le sac herniaire au moyen d'une compression entre deux clavettes de bois. Dans le cours du traitement on prescrivait au malade un repos absolu, puis l'abstinence, en ajoutant force saignées. Cette époque, quelque peu brillante qu'elle soit, fut cependant un siècle de lumière eu égard aux temps qui la suivirent. Une longue période de ténèbres lui succéda, et il faut arriver, pour retrouver la trace de l'histoire des hernies, jusqu'à Guy de Chauliac, de Montpellier, médecin du pape Urbain V, qui cumulait les emplois de prêtre, de chambellan, chapelain et d'écrivain ; il fit paraître à Avignon, en 1363, un ouvrage dans lequel il ne voulut pas, étant ecclésiastique, parler des descentes de matrice; mais c'est dans son livre que l'on trouve les premières traces de la division des autres maladies. Malgré les progrès incontestables que Guy de Chauliac fit faire à la médecine, le treizième siècle vit se propager la triste méthode de la castration, opération funeste qui faisait de nombreuses victimes, surtout entre les mains des charlatans, qui promenaient de bourg en bourg leur savoir ou plutôt leur art meurtrier. Il arrivait plus d'une fois que ces guérisseurs improvisés se bornaient, ne sachant que faire, à donner des délayants et à laisser la maladie suivre son cours, sans s'inquiéter du sort des malades. Quand ils ne tuaient pas, ils laissaient mourir. Quelques empiriques ne reculèrent pas devant l'emploi de l'arsenic, qui donnait le même résultat que la castration, tandis que d'autres recouraient à la ligature, ils passaient un fil autour des vaisseaux spermatiques et ils serraient chaque jour davantage, jusqu'à ce que les parties fussent coupées.

Quant à la manière de réduire ou faire rentrer les hernies, elle n'était pas moins cruelle. Fabrice et quelques autres praticiens pendaient le malade par les pieds. Dans cette position, on le secouait violemment, le corps renversé et la tête en bas. Ce procédé barbare était encore en usage en 1650.

Ainsi, depuis Hippocrate jusqu'à cette dernière époque, une succession de siècles ne signalent que des déceptions et des méthodes plus cruelles les unes que les autres.

Pour mettre un terme à tant d'infamies et aux exploitations de chaque jour, on fut obligé d'infliger les peines les plus sévères aux opérateurs abusant de leur ignorance, qui amenait de fatales erreurs ; la manière de traiter ces maladies n'étant qu'un grossier empirisme. Les hommes de ces temps ne connurent d'autres remèdes et opérations que ceux dont l'emploi leur avait été révélé par le hasard et qu'ils mirent en usage sur la foi des premières expériences. Afin de réprimer la cupidité de tous ces ignorants, il se forma une société de médecins qui reconnut que, pour mettre une espèce d'ordre à tant de débordements, il fallait se rattacher aux principes; de ce moment date la marche progressive de la médecine.

Louis XIV, mû par un sentiment louable, préparait, avec son médecin, le remède du prieur de Cabrières, dont il avait acheté le secret, et il le distribuait à ses sujets herniers. Il créait dans le même temps une chaire spéciale pour les opérarations chirurgicales. Malgré ces améliorations réelles, la médecine ne marchait encore que lentement; mais c'était pour arriver plus sûrement au but.

C'est vers le milieu du dix-huitième siècle qu'on voit prendre une route vraiment scientifique, tant pour l'observation des faits et la précision que pour l'exactitude des descriptions. La première mention appartient de droit à Franco, puis à Ambroise Paré, Pigray, Garengeot, Jules Petit et Arnauld qui, le premier, appela l'attention sur les hernies de l'estomac, du trou ovaire, du vagin, de la vessie. Kunter découvrit la hernie congéniale, et, dans des temps plus modernes, vint le fameux Morgagny et ensuite Méry, Littré, etc.

La hernie crurale n'a été bien connue que par les travaux de Scarpa et Cooper.

Quant aux brayers, il serait difficile de préciser l'époque où la fabrication des bandages fut inventée. Il faudrait remonter à des temps trop reculés pour retrouver la trace des premiers essais en ce genre ; je me contenterai, comme la plupart des écrivains qui ont écrit sur ce sujet, de m'arrêter à l'autorisation donnée par Philippe de Valois à la communauté des Boursiers, de fabriquer et débiter des bandages. Ces premiers appareils étaient composés d'un tampon tenu à l'aide d'une bande de toile, entourant plusieurs fois la cuisse et le bassin. On appelait ce bandage Spica, qui ne tarda pas à être remplacé par des bandages composés d'une lame de fer sans souplesse; la pelote était en cuir ou en carton. Fabrice en fabriquait en bois. Un sous-cuisse, attaché derrière, revenait s'accrocher au devant de la pelote : gêne, défaut et vice du sous-cuisse, se boutonnant par devant, que l'expérience de plusieurs siècles n'a pu corriger.

Blégny fut le premier qui, en France, vers 1680, appliqua les connaissances qu'il possédait en anatomie à la confection des bandages. Il plaça dans les pelotes des charnières, des arcs-boutants, des écrous, des ressorts en spirales, et, plus tard, il donna un plus grand degré de perfection à ses premiers ressorts si défectueux. Ce ne fut que près d'un siècle après Blégny qu'on parvint à connaître l'acier propre à la fabrication des ressorts. Grâce en soit rendu à l'auteur de cette belle découverte. Ce fut Juville qui, en 1776, eut le premier l'idée de leur approprier la trempe dont on se sert au-jourd'hui (trempe toute différente pour les aciers d'Allemagne ou d'Angleterre). Depuis Juville, la fabrication des ressorts et la confection des bandages ont été perfectionnées à un tel point, sous le rapport du fini et du luxe, qu'ils ne sont plus reconnaissables. Comme chacun de nous a pu le voir depuis près d'un siècle, l'industrie et la science ont marché à pas de géant. L'anatomie chirurgicale a répandu de plus en plus ses lumières sur les

affections herniaires. Ses recherches ont donné
une connaissance exacte du siége du mal, de la
formation des parties déplacées et des causes de
toutes ces maladies, sans cependant en amener la
guérison. Espérons encore, puisqu'on sait qu'un
grand nombre de fléaux ont disparu peu à peu au
souffle de la civilisation moderne. La peste, la
lèpre, etc., moissonnaient, en même temps que
la castration, des populations entières. Or, si de
nos jours, il reste des doutes sur certaines guérisons, et particulièrement sur les hernies, c'est que
la médecine opératoire ne peut avoir la prétention
d'accomplir le prodige de l'Hercule antique, abat-
tant d'un seul coup toutes les têtes de l'hydre.
Non, malheureusement. Si on est arrivé, comme
il est certain, à connaître toutes les hernies, on
n'arrivera jamais à les guérir toutes, bien qu'ayant
une armée scientifique montant, en France, à près
de vingt mille docteurs-médecins, officiers de santé
et guérisseurs de toute espèce (1).

L'organisation de l'homme, par la nature de
son mécanisme, a des perturbations d'autant plus
grandes que les parties qui le constituent sont

---

(1) Extrait de l'*Annuaire médical* du docteur Roubaud, année 1853.

plus délicates et plus faibles. Sous ce rapport, rien n'est plus à redouter qu'une hernie causée par la débilité et la dilatation des anneaux, et par la distension ou le relâchement des fibres. Parmi les nombreuses altérations de nos organes, il n'en était pas une sur laquelle il fût plus à propos de parler, car de toutes les infirmités répandues sur nous, les hernies sont l'une des plus communes. On doit regretter qu'elles présentent si peu de chance de succès. Tout en blâmant nos devanciers des lenteurs qu'ils ont apportés dans les études et connaissances chirurgicales, on leur doit pourtant la perfection présente, qui n'est venue que peu à peu à travers les imperfections des temps passés.

L'école de Paris nous a donné les Bichat, les Corvisart, les Alibert, les Broussais, les Boyer, les Dupuytren et les Larrey. Je regrette de ne pouvoir donner dans cet aperçu la nomenclature de toutes nos célébrités. Qu'il me soit permis, ne pouvant les citer toutes, de jeter à la postérité quelques noms illustres de notre époque. Un grand nombre ont disparu; mais il nous en reste pour répandre la lumière dans le monde entier.

Parmi les vivants et ceux dont la cendre est encore chaude, je n'ose en nommer; je pourrais, sans

le vouloir, faire trop d'omissions ou peut-être ne
pas les classer par ordre de mérite; mais je puis
dire hardiment que, si les efforts de la chirurgie
ont échoué pendant des siècles, aujourd'hui les connaissances chirurgicales sont à leur apogée. Grâces
en soient rendues à nos grands chirurgiens qui
ont amené ce résultat, tant par les travaux de leurs
veilles laborieuses que par les opérations qu'ils
pratiquent présentement en toute sécurité.

Je crois ne pouvoir mieux faire, pour terminer
ce chapitre, que de payer ici un juste tribut d'é-
loges et de reconnaissance à ceux qui, par leurs
écrits ou leurs talents, m'ont guidé et éclairé dans
mes recherches.

DES DIFFÉRENTS TOPIQUES

POUDRES, MÉDICAMENTS, ASTRINGENTS ET CATAPLASMES

QU'ON APPLIQUE SUR TOUTES LES HERNIES,

I ESCENTES, CHUTES DE L'UTÉRUS, DU RECTUM, MALADIES DU SCROTUM,

DES VARICOCÈLES ET DES HÉMORRHOIDES.

Que de siècles il a fallu, que de siècles il faudra encore avant d'avoir une notion exacte sur les meilleurs médicaments dans le traitement curatif des hernies. On cherche à resserrer les parties dilatées afin de les rendre solides et compactes. Pour arriver à ce résultat, on a proposé un grand nombre de moyens sous diverses formes, tels que topiques, emplâtres, onguents, astringents, toniques, poudres de toutes espèces et fomentations. Les opinions sont tellement partagées sur ces moyens qu'on ne sait auxquels s'arrêter ; mais s'il

s'est trouvé divergence d'idées pour les traitements, on n'a jamais contesté les effets du bandage, quelle que soit sa forme ou sa composition;
pourvu qu'il maintienne la hernie, lui seul sera
constamment employé. Mais pour qu'il produise
des cures, il faut qu'il soit porté jour et nuit. Ainsi
le veulent tous les guérisseurs. La sortie de la tumeur fait évanouir toute espérance; car en s'é-
chappant les parties se dilatent de nouveau et
rouvrent le col ou anneau qui s'était peut-être
déjà rétréci. On voit journellement des personnes
guéries par le seul moyen de la contention.

Mais, attendu l'incertitude d'obtenir constamment des guérisons en faisant usage des bandages,
on a préconisé des méthodes aussi douteuses que
coûteuses, on a attribué à certains moyens, tant
internes qu'externes, une vertu infaillible. C'est
ici que l'empirisme a déployé son activité. J'indiquerai, dans le chapitre suivant, comment on s'y
prend pour capter la confiance publique. Dans
celui-ci je dirai seulement que peu de guérisseurs
sont de bonne foi, et que quelques-uns se laissent
entraîner trop facilement par des guérisons excep-
tionnelles qu'ils ont obtenues. Ils se figurent que
ce sont leurs découvertes qui y ont contribué, tan-

dis que le plus souvent c'est la prédisposition des parties malades, la constitution du sujet, la bonne application d'un bandage et surtout la nature qui ont fait le miracle.

Blégny, dont il a été déjà parlé, s'exprime ainsi dans son *Traité des Hernies,* pages 217 et suivantes, relativement aux spécifiques et à la pose des *brayers,* désignation que les anciens donnaient aux bandages : « On a dû remarquer, dans l'ordonnance de M. de Cabrières, qu'il avoit parfaitement compris que les plus efficaces remèdes seroient inutilement employés pour la guérison des descentes, si les parties réduites n'étoient exactement et continuellement assujetties au dedans, puisque, outre la situation qu'il a prescrite à cet effet, il a jugé qu'on devoit s'assurer avant tout de l'application d'un bandage, et qu'il devoit même estre porté non-seulement pendant tout le temps de la cure, mais encore des mois entiers. En effet, en vain procureroit-on, pendant un temps considérable, aux fibres des anneaux, tout le resserrement qu'on sçauroit imaginer, soit par les remèdes locaux, soit par les poudres ou par les boissons corroboratives et resserrantes, si une seule impulsion momentanée les étendoit de nouveau, c'est-à-dire si l'épiploon et les boyaux, qui sont naturellement vagues dans le bas-ventre, avoient, à quelque instant, la liberté de s'insinuer dans les anneaux, quand même ils ne les traverseroient pas entièrement, ils y feroient assez d'extension pour détruire dans un moment tout le resserrement qu'on auroit procuré. Les malades qui ont de fortes descentes savent qu'ils ne les peuvent jamais retenir par des bandages sans ressorts. Quelque forme qu'on puisse leur donner, il faut suppléer à ce défaut par la contrainte en se tenant continuellement debout ou couché. » Blégny a raison. Dans cette position, la hernie est assez bien contenue ; mais sitôt qu'une attitude exige la flexion du tronc sur les extrémités inférieures, le sous-cuisse, quoique fortement serré, se relâche au moindre mouvement. Il ressort de ces observations sur l'appréciation des bandages et des méthodes employés depuis plusieurs siècles que, sans l'assistance du système compressif, personne ne peut prédire et promettre avec certitude la cure radicale. Cela dépend du hasard, de la nature. De plus, il faut bien se pénétrer d'une chose essentielle : c'est que tout malade qui s'adresse aux prétendus guérisseurs prend des précautions, y met de la *persévérance* et de la *volonté*. Il doit donc y avoir plus de cures naturelles chez ces derniers que chez des personnes négligentes, préférant, par mesure d'économie, garder les objets détériorés et aggraver le mal.

Sur cent malades, un cinquième guérirait en mettant tous les soins nécessaires : 1° application d'un bandage qui peut, à l'aide de fortifiants et petit à petit, amener l'oblitération chez certains sujets ; 2° emploi de substances médicamenteuses ci-après indiquées.

Chaque malade sera à même d'essayer l'une des prescriptions, en se les faisant préparer dans toutes les pharmacies, sans avoir recours aux empiriques qui *promettent* indistinctement (*sans la donner*) la guérison de toutes les hernies.

RECETTES PRESCRITES ET TIRÉES DES OUVRAGES DE MÉDECINE LES PLUS RENOMMÉS.

PREMIÈRE MÉTHODE.

Opium brut pulvérisé . . . . . . 20 grammes.
Noix de Galle pulvérisée. . . . 15 »
Soude carbonate d'ammoniaque. 2 »

On mettra le tout dans un petit sachet que l'on appliquera sous la pelote du bandage ; on renouvellera tous les huit jours pendant trois mois, suivant l'ancienneté et la grosseur des hernies.

DEUXIÈME MÉTHODE.

Poudre de tan. . . . . 60 grammes.
Noix de cyprès. 40   »
Noix de Galle. 60   »

Réduire ces substances en poudre très-fine, les diviser dans six sacs ; les faire bouillir dans un demi-litre de gros vin, et s'en appliquer un tous les soirs ; puis, le matin, le laisser tremper de nouveau dans le liquide pour les reprendre à tour de rôle pendant un mois ; après ce temps, les jeter, attendu qu'un médicament trop longtemps préparé ou employé perd ses vertus. Il faut donc recommencer des applications nouvelles pendant cinq à six mois.

TROISIÈME MÉTHODE.

POMMADE TONIQUE.

Quinquina pulvérisé. . . . . . . 2 grammes.
Racine de bistorte. . . . . 2 »
Noix d'acajou. . . . . 2 »
Huile de palme. . . . . 12 »
Pommade rosat . . . . 12 »
Huile d'amandes douces. . . . 12 »

On frictionne avec cette pommade la partie où s'est développée la hernie; puis on interpose matin et soir une compresse de linge sur lequel on étend ce tonique. L'opération ne doit pas durer plus de cinq minutes; mais il faut continuer, en se levant et se couchant un temps indéterminé, jusqu'à parfaite guérison.

Il existe une foule d'autres remèdes à fomentation, tels que la térébenthine, l'écorce de chêne, le bois de sandal, la poudre d'aigremoine, le sel marin. Une médication des plus simples, qui compte beaucoup de succès, est la décoction de roses de Provins dans du gros vin capiteux; on fait bouillir le tout cinq minutes, et on s'en applique des compresses deux fois par jour. L'action de cet astringent produit une astriction puissante, et souvent l'oblitération des ouvertures herniaires. On emploie aussi des bandelettes de sparadrap, ou emplâtre agglutinatif, étendu sur du linge et servant à maintenir non-seulement les topiques, mais encore à ressortir, à rapprocher les chairs et les fibres àponévrotiques. Il faut avant cette application et celle des emplâtres, en général, raser et bien nettoyer les parties dilatées. C'est par les soins, la propreté, la puissance d'un compresseur et la vertu de médicaments fortifiants qu'on peut espérer la cure radicale de certaines hernies

Pour les cas d'étranglement dépendant d'un état inflammatoire, on applique sur la tumeur une vessie remplie de neige, de glace pilée, ou, à la rigueur, des compresses imbibées d'eau fraîche que l'on renouvelle tous les quarts d'heure ; ou, encore des linges trempés dans une dissolution de savon blanc et d'eau-de-vie. Si les symptômes de l'inflammation prenaient trop d'intensité, il ne faudrait pas hésiter à recourir aux sangsues dont le nombre varie de dix à trente, selon l'état du pouls et surtout la constitution du sujet.

Dans les étranglements spasmodiques, on applique de larges cataplasmes que l'on renouvelle toutes les trois heures ; la manière de les faire est très-simple. Vous prenez un poëlon dans lequel vous mettez de l'eau de guimauve ou du lait et un peu d'huile, en y ajoutant trois poignées de farine de graine de lin, de seigle ou d'orge, vous faites bouillir le tout cinq minutes ; ensuite on choisit un linge clair et l'on verse la pâte dessus. Ils peuvent être appliqués à nu ou entre deux linges ; ces émollients gras sont d'autant meilleurs qu'ils conservent leur humidité plus longtemps.

Il faut bien se pénétrer que les fomentations froides et la pose des sangsues ne sont pas applicables aux étranglements spasmodiques, c'est-à-dire qui sont sous la dépendance des contractions du système nerveux.

De même, les cataplasmes trop chauds sont nuisibles, lorsque la hernie est très-enflammée, parce qu'en augmentant l'engorgement des fluides, ils favorisent la gangrène. Ainsi, dans les étranglements sans inflammation, où l'on ne ressent pas de douleurs consécutives, où le pouls se trouve dans le même état qu'en parfaite santé, on pourra appliquer des cataplasmes sur toute l'étendue du bas-ventre et non point sur la hernie seulement. Dans ces cas , les cataplasmes émollients ont la propriété de relâcher, d'étendre ou de ramollir les parties. Tous ces adoucissants , dans les étranglements simples , enlèvent ou du moins font diminuer la douleur. Si ces applications ne sont pas assez énergiques , on mettra le malade dans un bain chaud où il restera une heure, pendant laquelle on essayera de faire rentrer la hernie, comme il a été indiqué à l'article taxis. Si ce résultat ne peut être obtenu, une fois retiré du bain , ou si l'intestin est engorgé, c'est-à-dire rempli de matières fécales et dures, on le videra au moyen d'un lavement purgatif et l'on fera sur la tumeur des frictions avec l'huile opiacée ou l'huile de camomille chaude ; dans le cas où les matières contenues dans l'intestin ne peuvent être expulsées par le lavement, on introduit dans le rectum une grosse sonde d'une longueur de douze centimètres que l'on plonge jusqu'à l'S du colon ; la présence d'un tel objet dans le fondement donne des envies d'aller à la garde-robe, favorise la sortie des gaz et contribue au ramollissement de la tumeur ; on peut aussi réunir aux lavements irritants du tabac en petite quantité. De même qu'on fait prendre intérieurement des purgatifs de jalap, de sel d'epsom, d'opium et d'ipécacuanha. Mais pour ces médications dernières, il faut la présence d'un médecin qui, mieux que personne, peut juger de leur opportunité. Toutefois, on peut, en toute sécurité, en attendant l'arrivée du médecin, prendre un lavement composé de racines de guimauve mêlées à du miel ordinaire, avec un peu d'huile.

Pour boisson, il n'est besoin que d'une infusion de feuilles de mauve où d'oranger ; une légère limonade des quatre fleurs et même de l'eau tiède sucrée avec quelques gouttes de vinaigres, si par hasard, on se trouvait au dépourvu des plantes indiquées.

Quels que soient les accidents qui peuvent survenir, le malade doit éviter tout mouvement considérable dans le lit et doit tenir une diète exacte ; Non-seulement, pendant la sortie de l'intestin étranglé, mais encore quelque temps après la réduction, parce que les matières sorties ont irrité le canal intestinal, les intestins et toute la partie du bas-ventre. Lorsque l'étranglement a été violent et de longue durée, il n'est pas possible que le malade se trouve mieux sur le champ après la réduction des parties. Il est bien à la vérité délivré de l'étranglement, mais il a une autre maladie très-grave à redouter, c'est l'inflammation; et il évitera cette dernière par la diète et la saignée.

Pour combattre les hernies adhérentes qu'on a négligées, abandonnées à elles-mêmes, ou qui n'ont été que très-rarement ou jamais réduites, on enveloppe toute la tumeur avec un emplâtre fondant, soit de ciguë ou de vigo, qu'on maintient au moyen d'un suspensoir. Ce traitement est ordonné afin d'amollir ou faire obtenir l'amaigrissement des organes qui composent le volume et l'épaisseur des parties compactes, ad hérences formées par des filaments s'étendant de l'anneau au scrotum, ou bien celles appelées charnues qu'on peut à peine distinguer, état dépendant d'un épaississement gradué; il est difficile de déterminer combien de temps on peut continuer l'application de ces topiques. Une fois la diminution arrivée, on a recours aux bandages comme dans les hernies réductibles.

Maladies des Organes génitaux chez la femme.

La cause en est dans le sang et à l'allaitement. Aussi l'organe de la génération est presque toujours le point de départ de ces maladies, elles sont si nombreuses et de natures si diverses qu'on ne saurait apporter trop de soins à les traiter. Par la délicatesse de ses organes, la femme semble destinée à la douleur. Elle doit donc être en éveil sur sa santé et mettre de côté toute pudeur, car il est plus facile de prévenir une maladie que de la guérir ; mais, faute de soins, ces affections finissent tôt ou tard par devenir incurables ; il faut donc avoir recours à tous les moyens relatés ci-après.

Dans les maladies de matrice, du premier au second degré, quand cet organe se trouve enflammé ou tuméfié, on fait prendre à la malade des bains chauds, des injections d'eau de guimauve, des purgations, des boissons délayantes et un repos de quelques jours. On applique aussi sur le bas-ventre, près de la partie, des cataplasmes émollients indiqués plus haut, page 136. Ce traitement est souvent couronné d'un plein succés. Au deuxième degré de la descente à la chute, une fois l'inflammation dissipée, on fait prendre à l'intérieur des amers fortifiants, puis des injections toniques de roses de Provins, qu'on fait bouillir dans de la lie de vin, ou bien encore avec la décoction de feuilles de noyer, de chêne, etc.

Toutes ces préparations ont la propriété de donner plus de ton, de force et d'énergie aux ligaments et d'empêcher les progrès du mal. Il est essentiel d'injecter deux fois par jour, matin et soir, les parties génitales et ne cesser que dans l'intervalle des règles. Les femmes doivent conserver intérieurement toutes ces injections le plus longtemps possible ; c'est au moyen d'une seringue en verre, de forme droite, semblable à un étui percé de plusieurs trous qu'on peut espérer ce résultat. La position qui convient la mieux est d'être couché sur le dos, les fesses plus élevées que le tronc.

Les bains froids en été sont d'un puissant secours ; autant que possible, il faut déshabituer les organes génitaux à la présence des pessaires ou des éponges préparées. Ce dernier appareil, employé également pour les affections de l'utérus et du vagin , doit se trouver réduit par sa sécheresse au plus petit volume. On l'enduit d'un corps gras au moment de son introduction. De tous les maux le moindre est le meilleur : aussi, j'engage les malades à ne se servir que du pessaire, ou plutôt, d'une ceinture; la situation de la maladie en détermine le choix en cas d'absolue nécessité. Il est constaté que la maigreur des femmes les prédispose à des descentes de matrice, par la raison que cet organe, étant moins contenu par la graisse qui devrait l'entourer, cède à son poids et tend à sortir du vagin. Aussi, voit-on assez souvent des femmes se guérir par ce seul fait qu'elles devenaient plus grasses. Bien que ce genre de maladie se rencontre très souvent, la majorité tient aux conditions inégales de l'existence, de la conformation, du tempérament et surtout aux accouchements réitérés. A leurs apparitions, les parties déplacées sont susceptibles de réduction, mais à une époque plus avancée. Quand la tumeur se trouve hors du vagin, ou considérable, la guérison devient impossible ; c'est-à-dire que la femme ne peut se passer de pessaires. Enfin, si une femme dans cette position devenait enceinte, elle ferait bien de garder un repos absolu les deux premiers mois de sa grossesse, et d'avertir de son état la personne qui doit l'accoucher, afin que la matrice fût solidement maintenue, lors du passage de l'enfant. Si une descente de matrice survient aussitôt après l'accouchement, la maladie ne présente pas d'indications particulières, seulement, la femme menacée gardera le lit plus longtemps que dans les cas ordinaires, à part les descentes, chutes ou renversements. La dernière période dans les maladies de femmes, c'est lorsqu'il y a ulcère, squirrhe et cancer, désignations de trois degrés différents de la même maladie, et dont le siége se trouve à la surface des membranes muqueuses, au col de l'utérus ou à la matrice. On reconnaît cette maladie à la sensation qu'on éprouve en touchant l'organe avec le doigt. Dans le commencement, sa couleur est blanche; puis après, rougeâtre; ensuite, entachée de points violacés. On peut, avec des soins, arrêter la marche de cette affection; il n'est besoin, pour ces cas, que du repos, abstinence complète de spiritueux et l'usage de fortes injections composées de plantes médicinales.

MALADIES DES BOURSES.

La plus fréquente après le varicocèle est l'hydrocèle. Outre les topiques-vésicatoires appliqués sur le scrotum, on cherche, dès le début, à faire disparaître le liquide épanché, en couvrant la tumeur de compresses imbibées d'eau blanche (ou eau de saturne), ou bien encore de digitale, d'iode étendue d'eau. Ces absorbants doivent être appliqués avec circonspection à cause de leurs actions éminemment irritantes et corrosives. C'est au moyen d'un suspensoir dans lequel on met de la ouate, des compresses trempées matin et soir, qu'on arrive à une absorption complète. On peut aussi faire des frictions avec des pommades ammoniacales ; et si tous ces moyens ne réussissent pas, on est obligé d'en venir à la ponction. Cette maladie n'est point dangereuse ; il suffit de huit jours pour tout le traitement, qui amène la cure radicale. L'opération consiste en une piqûre faite avec le trocart (ou lancette). J'indiquerai à la fin du livre les moyens employés non-seulement pour cette opération, mais encore pour toutes celles qui ont des rapports avec les hernies et les descentes.

Varicocèles.

Le traitement du varicocèle, maladie beaucoup plus commune, consiste dans l'application sur les bourses et les cordons spermatiques de topiques froids, toniques, aromatiques et astringents. On doit recourir à ce mode de traitement, lors même que la dilatation variqueuse serait trop considérable pour espérer la guérison, parce qu'il s'oppose à l'accroissement de la maladie. De plus, on doit en seconder les effets par le repos et la modération dans le rapprochement sexuel. Il faut avant tout, pour les maladies des bourses, porter continuellement un suspensoir, éviter le plus possible les exercices violents, prendre des bains froids. On conseille, lorsque les veines du scrotum ne sont encore que médiocrement dilatées, l'emploi d'un topique qui est de la boue d'une meule de rémouleur, délayée avec du vinaigre et de l'eau qu'on étend sur un linge plié de manière à couvrir la partie malade. Les autres fortifiants sont composés de noix de Galle, de la poudre de grenadier, des décoctions de tan, des cataplasmes de farine de seigle. On ordonne des bouillons amers et des purgations; enfin, le traitement chirurgical est de lier les veines variqueuses dont la dilatation forme le varicocèle; mais le malade ne doit se soumettre à cette opération que dans le cas où la maladie occasionnerait de vives douleurs, le condamnerait à une inaction complète ou menacerait son existence.

Je terminerai ce chapitre en désignant une maladie qui touche de près au varicocèle; je veux parler des varices. Si cette infirmité n'est pas grave à son début, elle constitue une incommodité quelquefois très-gênante, qui occasionne souvent des douleurs, des picotements insupportables, surtout quand on a marché beaucoup ou qu'on est resté debout trop longtemps. Une foule de moyens curatifs ont été mis en usage. Je ne m'étendrai pas dans ce chapitre sur leur efficacité, ne devant ici parler que des palliatifs. La compression seule rend chaque jour les plus grands services, et ce n'est que dans des circonstances fort rares que l'on peut espérer une guérison.

Il est certain que le bas lacé empêche l'augmentation des tumeurs variqueuses; mais on pourrait aussi tirer de grands avantages avec des bandes de diachylon appliquées dans une grande étendue et renouvelées tous les trois jours, ou bien encore l'application de potasse caustique. Les varices guérissent cependant quelquefois d'elles-mêmes par la cessation des causes qui les avaient occasionnées. Comme dans certains cas les paquets variqueux, irrités, distendus, s'enflamment, ils peuvent par ce seul moyen se boucher complétement. La réduction, conseillée par Petit, consiste à comprimer avec les doigts les caillots de sang stationnant sur les membres inférieurs, et à les repousser dans le parcours de la circulation en remontant jusqu'à la veine saphène, près de l'arcade crurale. Une fois revenue à l'état normal, on se sert de bandages entourant les membres inférieurs afin d'empêcher le sang de reprendre son cours dans le même vaisseau. Mais de tous les moyens proposés, celui par lequel on doit commencer, c'est la compression méthodique; elle prévient le gonflement des membres ou des veines, la couleur violacée de la peau et la formation d'ulcères. Le bas lacé soutient les varices, les empêche de se rompre et fait disparaître sinon le mal, du moins l'état de malaise, de lassitude et de gêne qu'on éprouve lorsque l'on a cette maladie.

Le bas lacé est, comme on voit, purement palliatif. Quant à la cure ou à l'oblitération, cela dépend de la constitution de l'opéré, du diamètre de la veine et du volume du sang qui la parcourt. Dans les petites veines, le sang, ayant moins de force d'ascension, détruit moins facilement l'adhérence établie. Dans les veines volumineuses, c'est l'inverse.

On trouvera à la fin de cet ouvrage un moyen d'exécution rationnel, un procédé efficace très-simple mis en usage par le savant docteur Bonet, chirurgien en chef de l'Hôtel Dieu de Lyon, et les observations et opérations faites par M. Davat, et suivant lesquels s'établit l'oblitération des veines opérées, conséquemment la cure. Autrement, si on ne prend garde en abandonnant à la nature les dilatations veineuses et les ulcères, on se trouve un jour réduit à la plus abjecte et à la plus déplorable situation.

Chute du Rectum et Hémorrhoïdes.

Le traitement compressif de la membrane muqueuse du rectum, ainsi que de la sortie des hémorrhoïdes consiste dans l'application d'un refouloir conique qui vient se fixer à une ceinture. Cet appareil (dont la description se trouve à la fin de l'article *Critique sur les Bandages*), sans ferrure, nullement gênant, exerce sur les tumeurs formées à la marge de l'anus une compression salutaire qui les empêche de se développer et de devenir douloureuses. Si la médecine est impuissante pour la guérison, combien doit être précieux un appareil qui, comme le bandage, vient en aide à la nature et à la science. On peut, en même temps que l'application, prendre des injections de gros vin dans lequel on fait infuser des roses de Provins, qui ont la propriété de tonifier et de resserrer les tissus.

Dans la plupart des cas, les hémorrhoïdes ne sont qu'un besoin naturel pour se dégager d'une quantité plus ou moins considérable de sang. Le flux hémorrhoïdal doit être abandonné à la nature toutes les fois qu'il n'est pas abondant. L'est-il trop, on le modère par un régime alimentaire, par des bains, des saignées et de fréquents lavements d'eau de cerfeuil ou de son. Si les douleurs deviennent plus vives que d'habitude, on applique des sangsues au pourtour de l'anus, on prend des bains de siége, et l'on emploie des cataplasmes émollients ainsi que des fomentations opiacées.

Tels sont les moyens palliatifs ; des injections astringentes dans le rectum, l'usage interne de la digitale, soit en poudre ou en teinture. L'action de ce stimulant fait fluer le sang hémorrhoïdal. On en prend à plus forte dose, lorsque le tempérament peut le supporter ou que la constitution du malade demande des pertes abondantes et prolongées. Outre le malaise que font éprouver la chute et les hémorrhoïdes, cela produit une irritabilité nerveuse, douleurs de tête et vertige, constipations, élancements à l'anus, abattement et épuisement général, envies fréquentes d'aller à la garde-robe et d'uriner. Quelquefois la sortie de ces tumeurs amène des étranglements, la gangrène, puis la fistule et le cancer à l'anus. La cessation des règles, la suppression du sang hémorrhoïdal amènent chez certains sujets tous ces maux. Enfin, quand les accidents sont extrêmes, l'art a recours aux opérations telles que les scarifications, cautérisations et la ligature. (*Voir à la fin du dernier chapitre des opérations.*)

DU CHARLATANISME

SUR

LES CURES DES HERNIES PAR LES TOPIQUES SPÉCIFIQUES

MÉDICAMENTS ASTRINGENTS

et par la Compression.

En écrivant ce chapitre, je n'ai eu en vue que de faire obstacle, autant que mes forces me le permettent, à la soif pécuniaire et au débordement de tous ces prétendus guérisseurs qui acquièrent, par la publicité, une pernicieuse renommée aux dépens des malades qu'ils trompent et ne soulagent pas.

Je regrette qu'une plume plus éloquente que la

mienne n'ait pas pris la défense des personnes journellement induites en erreur par des écrits mensongers, tels que *Bandages brevetés pour la cure radicale des Hernies*. On en impose au public avec de telles annonces. J'ai cherché dans cet article à prévenir les malades de la duperie qu'on emploie non-seulement au sujet des maladies herniaires, mais encore pour toutes les infirmités qui nous affligent.

Leurs auteurs ne craignent pas de répandre à profusion des brochures qui insultent le corps médical tout entier. Et que dit-on dans ces publications? Que M. ou Mme *** s'étant confiés, pendant plusieurs années, à un grand docteur (le nom est en toutes lettres), ont vu leur mal empirer; mais qu'au moyen de leur traitement qu'ils ne désignent jamais, ils ont en moins d'un mois recouvré la santé comme par enchantement. Tous ces grands guérisseurs exigent des honoraires énormes; et si c'est par correspondance, on vous prévient d'envoyer un bon de 20, 30 ou 40 fr. suivant l'étendue des renseignements que l'on demande, autrement la lettre est discrètement rejetée. D'autres vous vendent des ouvrages qui devraient vous servir de guide en vous indiquant les meilleurs moyens à prendre. Au lieu de cela, vous lisez quatre à cinq cents pages parlant de TOUT, excepté de ce dont vous avez le plus besoin.

C'est, certes, avec raison qu'on a écrit que rien n'offrait un champ plus vaste à la *charlatanerie* que toutes les maladies en général et les hernies en particulier.

Les malades ne sauraient trop se prémunir contre ces prétendues guérisons que la spéculation exploite et que prônent sans honte tous les intéressés ; cures dont le temps, qui est le meilleur juge, n'a point encore sanctionné l'efficacité. Si l'on voulait se rendre compte de l'étendue de nos connaissances par les nombreux ouvrages écrits depuis plus d'un siècle sur les hernies, on pourrait croire qu'il n'y a pas une maladie en chirurgie qui soit plus complétement connue. Mais quand on voit tout ce qu'il y a de diversité, de vague et d'incertain sur le mode de traitement, on ne tarde pas à s'apercevoir que les découvertes pour sa guérison complète sont encore dans les ténèbres, malgré notre siècle de lumières.

En même temps que je signalerai les erreurs sur les méthodes curatives préconisées jusqu'à ce jour, je ferai connaître au public, pour qui j'écris cet ou-

vrage, les éternelles invectives que se sont adres-
sées et s'adressent encore les empiriques qui, ne
professant pas le même état, ne partagent pas les
mêmes opinions.

Une remarque digne d'attention, c'est que ce
sont justement ceux-là qui ont le plus déblatéré
contre le charlatanisme et la confection des bandages qui font le plus de dupes. Pour preuve de ce
que j'avance, je pourrais citer le témoignage d'une
quantité de malades ayant eu recours à des guérisseurs qui leur ont effrontément vendu, au triple
de leur valeur, de mauvais bandages qui devaient
les guérir radicalement. Certains autres ont appliqué des topiques, des astringents, des poudres, sans
amener un meilleur résultat. Si par hasard il survient quelques guérisons, c'est à la nature plutôt
qu'au médicament qu'il faut en attribuer les heureux effets. Dans aucun cas, on ne peut le pronosti-
quer d'avance ou du moins avec assurance. Que
cela tienne à l'impossibilité réelle ou aux moyens
insuffisants employés jusqu'à présent, toujours
s'en suit-il qu'il n'y a pas de guérison certaine.
Quelques malades peuvent guérir; mais le plus
grand nombre reste dans le même état. Bienheu-
reux quand les hernies n'augmentent pas par la

mauvaise confection des bandages ou de leur inintelligente application!

Étranger à toute intrigue, à tout système, attendu qu'on trouve chez moi une grande quantité de bandages en tous genres, *anglais, français, sans ressorts, imperceptibles,* à *brisures,* en *gomme,* à pelotes anatomiques, à air, en gélatine, en caoutchouc; en indiquant les avantages et les inconvénients de tel genre ou de telle méthode, je n'ai fait qu'accomplir un devoir envers ceux qui souffrent. Je me crois autant, si ce n'est plus qu'un autre, le droit de dire la vérité, n'en déplaise à ceux qui pourraient se reconnaître dans cet écrit.

Je ne cesserai de répéter que, lorsqu'on parle de cures radicales, on devrait au moins avoir la conscience de citer le petit nombre de ces maladies qui présentent quelques chances de guérison, soit par la pression, soit par les astringents, les toniques, emplâtres ou topiques.

A propos de ce dernier genre, qui après avoir été prôné longtemps à Paris, court présentement la province, on l'annonce encore dans certaines réclames; il y est dit, comme par le passé, qu'il n'est nécessaire de porter ni bandage ni pessaires. Cette merveilleuse cure consiste dans l'application d'un emplâtre!.. Non pas sur la hernie; c'eût été trop simple à faire croire, mais bien un rond de poix mis sur le dos; oui, sur la colonne vertébrale, et un second appliqué au nombril. Ces topiques doivent se renouveler tous les huit jours, lorsque la chaleur les a séchés. Ce célèbre expert en cure et vendeur d'orviétans vous force à croire que la propriété de son spécifique détermine la contraction des fibres et des muscles; de plus la crispation et le soulèvement des intestins se trouvent attirés par son topique qui amène, après l'application, l'oblitération des anneaux, des ouvertures ou écartements des fibres aponévrotiques.

Mais pour ne pas perdre un ancien usage contracté chez ces grands guérisseurs philantropes, dont les consciences sont toujours gratuites, on vous prie poliment, afin d'obtenir ou de posséder des emplâtres et des fioles, de passer à droite dans une pièce que je n'ose décorer du nom d'officine où se trouve toujours, par hasard, un sieur Bertrand qui vous *donne*... pour quatre pièces de cinq francs, quatre petits morceaux de peau enduits de poix de Bourgogne *récoltée dans l'Inde*. Une fois les applications faites,

on vous recommande de ne point manquer de
revenir, si vous n'êtes pas tout à fait *guéri*.
Mais hélas! chaque victime s'en va comme dans
la fable : « honteux et confus, jurant, mais un
peu tard... »

Un autre genre de guérison pratiquée par un
bandagiste consistait dans des applications de
compresses composées de poudre d'aigremoine,
de cachou et sel marin, qu'il faisait bouillir
dans du vin. Le guérisseur en question deman-
dait au malade le meilleur vin de sa cave, tel que
Bordeaux, Madère ou Porto. Ce nouvel Esculape
disait que, plus le vin était vieux et de bonne
qualité, plus la cure était certaine. Une fois
muni de la bouteille de son choix, il courait chez
lui, apprêtait ses drogues en modifiant, bien entendu, la qualité du spiritueux. Le cataplasme
fait, il revenait courant appliquer, sur la hernie,
du chaud, où il eut fallu du froid. Il employait
des astringents au lieu de mettre des adoucissants; enfin, après bien des souffrances qui
retenaient le malade pendant trois mois au lit,
et après lui avoir fait passer des nuits sans sommeil, il survenait souvent, à la suite des applications chaudes, une inflammation générale.

Le malade que j'ai connu eut à la fin l'heureuse inspiration de congédier ce grand savant qui, d'un homme bien portant, l'avait rendu très-malade. Il fit heureusement appeler un docteur qui suspendit le traitement, seule cause du mal, et ordonna une médication tout à fait opposée, plus un bandage qui finit de rendre la santé à celui qu'une aveugle confiance aurait infailliblement conduit à la mort.

Cherchant partout la vérité sur la découverte des cures, et dans l'intérêt de l'humanité, je ne puis passer sous silence la méthode d'un vieux médicastre de la Vendée. Dans son imprimé, il dit qu'il n'enseigne à guérir que les hernies guérissables; voilà au moins de la bonne foi! J'ai tellement confiance dans cet aveu et dans le traitement qu'il va me proposer, que je suis tout disposé à croire qu'il guérirait même ceux qui n'auraient pas de hernies. Ce qui m'étonne, c'est que, depuis un quart de siècle, il ne soit pas venu se fixer dans la capitale réservée aux exploits de ce genre. Peut-être attend-il d'avoir guéri tous les hernieux de son département pour entrer en lice ; mais jusqu'à ce que ce moment arrive, il vous envoie, pour la bagatelle de dix francs, son

traité contenant la recette d'un nouveau remède
infaillible pour guérir radicalement les hernies,
chutes ou descentes, en rendant les bandages et
les pessaires tout à fait inutiles.

Ce nouveau spécifique date de 1819. On lit à la
première page du volume : que chaque paquet de
poudre ou potion est fixé à deux francs ; il est bien
entendu que ce ne sont pas les bouteilles remplies ;
toute demande doit être accompagnée d'un man-
dat, on paie tout d'avance ; les lettres et même
l'argent doivent être adressés, francs de port, à
l'auteur de cette nouvelle découverte.

Ordre du traitement qui est des plus simples.
(Je préviens mes lecteurs que je n'ajoute pas un
mot à la rédaction de l'ouvrage.)

« Le malade doit garder son bandage jour et
» nuit pendant le traitement. Ensuite, le quitter
» la nuit, et six mois après la consommation du
» remède. Le malade peut prendre une nourri-
» ture saine et abondante, continuer ses travaux
» ordinaires, mais en ayant soin de ne pas se livrer
» à des occupations qui occasionnent des efforts
» et des secousses : la danse, les efforts trop
» grands, l'usage des instruments à vent doi-
» vent être suspendus pendant le traitement.

» On peut aller à cheval, mais sans *trotter* ni
» *galoper*. Le malade doit s'éloigner du coït
» (accouplement des sexes) pendant le cours du
» traitement de la maladie. Tout traitement doit
» être entièrement composé dans le même temps ;
» lorsqu'il s'agit de quinze, vingt, trente et même
» quarante bouteilles de litre, il faut les préparer
» toutes dans le même temps.

» Plusieurs personnes n'ont été radicalement
» guéries qu'après avoir pris beaucoup de bou-
» teilles en sus. Nous citerons des sujets, jeunes
» et vieux, dont l'un n'a été guéri qu'après la
» consommation de quatre-vingts litres de vin.
» Comme il est impossible de déterminer au juste
» la quantité de bouteilles qui convient à chaque
» personne, nous recommandons de continuer le
» traitement jusqu'à parfaite guérison.

PRÉPARATION DU REMÈDE.

» Prenez une quantité suffisante de bouteilles
» de litre, après les avoir lavées très-propre-
» ment, mettez une forte poignée d'osmonde et
» de baies de cypès réduites en poudre, un quart
» d'once dans chaque bouteille, remplissez-les
» de bon vin blanc, le nouvellement fait ne con-

» vient pas, et les boucher avec du liége *neuf*
» qui n'ait *servi à rien*. Le vin doit être pur,
» naturel, sans falsification. Mettez les bouteilles
» à la cave, couchez -les pendant huit jours;
» ensuite vous les mettrez debout, vous en
» prendrez un verre le matin, un verre le soir.
» Il faut, en outre, deux fois par jour, prendre à
» chaque fois deux pincées de poudre (1). Au com-
» mencement du traitement prenez un linge de la
» dimension d'une pièce de cinq francs, imbibez-le
» du vinaigre indiqué, il doit être fort et sans
» aucune falsification; s'il vous gêne, vous pou-
» vez le suspendre pendant plusieurs jours, vous
» pourriez même le supprimer s'il vous gênait trop,
» ce qui n'est pas probable. Alors le traitement
» serait plus long et la guérison serait moins cer-
» taine.

» Pour accélérer la guérison, il est essentiel
» pendant le traitement de ne pas se coucher
» sur le côté malade; il faut autant que possible
» se coucher sur le côté opposé, ou sur le dos si
» la hernie est double. Néanmoins, il ne faut

---

(1) Il y a des hommes qui n'ont inventé aucune espèce de poudre, mais qui ont le génie de vous en faire prendre quatre fois par jour.

» pas pousser la résistance jusqu'au dérange-
» ment du sommeil. L'osmonde royale doit être
» récoltée dans le mois de juin, du 20 au 30. Ce
» remède peut être pris en *secret*, ce spécifique
» fortifie le tempérament, excite l'appétit. Que
» faut-il de plus pour mériter la confiance des
» personnes que l'incrédulité laisse gémir sous
» le poids d'une maladie honteuse et pénible;
» d'une maladie cruelle qui, en affligeant l'hu-
» manité, choque en même temps la pudeur! »

Est-il besoin d'en lire et dire davantage sur
cette rédaction où l'on déclare avec naïveté qu'on
peut prendre et préparer en secret *jusqu'à quatre vingts bouteilles de litre de bon vin blanc?* Et
que doit-on penser de cette *plante* qui doit être
récoltée du 20 au 30, pas un jour de plus, ni de
moins; puis, du *bouchon neuf* qui n'ait *servi à
rien;* de l'équitation sans pouvoir *trotter* ni *galoper;* de plus, de l'abstinence du coït pendant six
mois, de la privation de la danse, des jeux et travaux extraordinaires; enfin, des compresses qui
sont de rigueur mais qu'on peut *suspendre* et
supprimer, ainsi que de la recommandation de ne
point se coucher, sur le côté malade sans *cependant pousser la résistance jusqu'au dérangement*

du sommeil; ce qui signifie : mettez-vous comme il vous plaira.

Eh bien! tout cela n'est rien; le plus fort est l'efficacité du remède qui consiste à faire boire à des gens de tous les tempéraments, indistinctement, 30, 40, 60 et même 80 litres de vin blanc naturel et vieux.

Il est plus que certain que le très-grand nombre des malades qui essaieraient d'absorber tant de spiritueux, s'ils ne mouraient pas avant la fin du traitement, seraient stimulés outre mesure et contracteraient une irritation générale ou un tremblement perpétuel. Et l'on appelle soigner un malade que de lui donner un traitement qui trouble l'ordre naturel, attaque le système nerveux, peut donner la fièvre ou causer des hémorrhagies, des névroses et des aberrations!!!

Voici ce que dit le docteur Dorval dans son traité sur les remèdes pris à l'intérieur en forme de boissons :

» Le vin, prescrit par doses considérables ,
» compromet la santé des personnes d'une com-
» plexion faible et irritable ; ingérés dans l'es-
» tomac, les liquides s'y décomposent ; les élé-
ments séparés par l'acte digestif sont absorbé s

» et transportés dans la circulation : aussi est-ce
» sur les humeurs en général, et non sur le tube
» intestinal en particulier, que ces boissons opè-
» rent ; loin d'améliorer les chances du trai-
» tement, elles ne font que troubler les fonctions
» de l'organisme. »

Du reste, l'emploi de recettes du genre de celles que je viens de citer n'est point une innovation ; les temps anciens fourmillent de ces formules aux vertus imaginaires. La spéculation qui avait antérieurement exploité l'ignorance exploite à présent la nouveauté.

Je terminerai mes citations par cette dernière qui est encore plus extraordinaire que les précédentes. La découverte est récente, mais l'auteur, ayant négligé d'indiquer (et pour cause) les substances qu'il emploie, me force, malgré moi, d'imiter son silence sur ces médications.

Rapport du docteur Albert, médecin, indiquant la découverte du remède. Genève, le 27 janvier 1848 ; pages 3, 4 et 5 de la brochure.

» La guérison des hernies n'est plus une chi-
» mère, un mot vide de sens. Le spécifique de
» M. Crottet-de-Vattel ne cède point en bienfait

» à l'opium, à l'émétique, au mercure, au quin-
» quina (suivant le rapporteur). Il sera placé par
» son utilité à côté de la lithrotritie, de l'éthéri-
» sation et même de la *vaccine*. Un remède, un
» rob, un élixir tonique, enfin une panacée uni-
» verselle. L'auteur a résolu à lui seul un pro-
» blème que soixante siècles n'ont pu éclaircir
» et qui se sont écoulés en vains efforts et en re-
» cherches inutiles. Espoir (suivant le rappor-
» teur) regardé par les médecins comme témé-
» raire, découverte qui délivrera la quinzième
» partie du genre humain d'une infirmité si dé-
» goûtante, après que tous les efforts réunis de
» la chirurgie et de la médecine ont échoué
» pendant des siècles et n'ont abouti jusqu'à
» présent qu'à la découverte de quelques pal-
» liatifs précaires (1) et la confection d'instru-
» ments incommodes, souvent nuisibles et même
» dangereux. Les malades qui se confieront en
» ce traitement n'auront plus à craindre l'étran-
» glement de leurs hernies, ni les opérations
» périlleuses. Dès à présent (toujours suivant le
» rapporteur) seront proscrits de la chirurgie la

---

(1) Le docteur Albert n'a donc jamais entendu parler d'une foule de découvertes semblables à celle-ci pour l'efficacité et la cure des hernies ?

» suture, le point doré, l'invagination de la
» peau, les scarifications profondes, la cautéri-
» sation et l'horrible castration; enfin, toutes les
» cruelles mutilations employées jusqu'à cette
» heure par une chirurgie barbare; tentatives
» infructueuses, souvent téméraires, qui sont
» plutôt une honte pour l'art qu'un bienfait
» pour l'humanité. » (Et c'est un médecin qui dit
ces monstruosités). « Ce remède a la propriété
» non-seulement de guérir les hernies, mais en-
» core de donner du ton et de la vitalité aux
» viscères relâchés; enfin un bandage appliqué
» pendant tout le traitement. Continuez, mon-
» sieur Crottet (dit toujours le rapporteur) con-
» tinuez votre œuvre philantropique et vous se-
» rez récompensé dans le ciel. Quelle que soit
» l'ingratitude des hommes, la Renommée bu-
» rinera en caractères ineffaçables les éloges
» qu'elle doit à son auteur, et son nom passera
» à la postérité (page 5 du rapport). »

Malheureusement dans tout ceci, on voit que le
docteur Albert est juge et partie, puisqu'à la fin
de la brochure, page 8, il est écrit en toutes lettres que les soins et la direction des traitements
sont confiés exclusivement à l'auteur du rapport,

qui fait l'article en même temps pour lui, attendu
qu'il donne son adresse avec ses heures de consultations. Toutefois, comme on doit rendre à César
ce qui lui appartient, je me fais un plaisir et un
devoir de déclarer que l'homme à la panacée,
M. Crottet, n'exige le paiement de ses médicaments qu'après une guérison duement constatée.

Mais malheureusement encore, il y a à la suite
une phrase qui détruit la confiance qu'on pourrait
donner à ses bonnes intentions; ce sont celles-ci :
Après une guérison constatée, mais seulement
pour les cures suivies et surveillées par le docteur
Albert, médecin de l'établissement; quatre mois
suffisent ordinairement, et le docteur Albert doit
être consulté dans les circonstances difficiles et
aussi pour régulariser les traitements. C'est ici le
côté faible des phrases sonores du rapporteur. Si
l'on n'exige, d'un côté, le paiement qu'après guérison, c'est parfait; mais si, de l'autre côté, on est
forcé de payer d'avance ou pendant quatre mois le
médecin pour régulariser le traitement, les malades trouveraient peut-être plus d'économie à mettre le second philantrope de côté. Mais avant d'en
venir à cette extrémité, il serait bon de savoir si,
pendant quatre mois, il régularise et donne ses

soins ou consultations gratuitement; s'il le fait, ce qui n'est ni expliqué ni prouvé dans son écrit, il mériterait d'être porté aux nues; mais jusqu'à ce qu'il répare cette omission, peut-être bien involontaire, il me permettra d'y voir une scène des *Plaideurs* ou de *Bertrand et Raton.*

Comment se fait-il que des découvertes pareilles restent depuis plusieurs années enfouies à cent lieues de Paris? Il est vraiment pénible de voir un bonhomme que soixante siècles ont fait éclore, un être aussi vertueux, aussi désintéressé, rester dans l'oubli le plus profond! C'est désolant pour eux tous qu'après leurs découvertes et les cures qu'ils obtiennent partout, selon eux, ils n'aient pas une célébrité sans égale. Il est vraiment révoltant qu'on n'ait pas songé à leur élever un piédestal à chacun! Mais patience et courage! persévérez dans votre noble tâche, et je prédis que, dans un siècle, tous les malades soignés par vous seront radicalement guéris.

En général, le public se livre trop facilement à la merci du premier venu, pourvu qu'il sache bien parler et mentir. Comment peut-on se laisser tromper ainsi? Vous me répondrez : L'espoir d'être guéri; un peu de croyance, j'ai ouï parler et puis c'est imprimé. — Il ne faut pas toujours croire ce qui est écrit (pas plus qu'une annonce parue dans *le Siècle*, le 9 octobre 1853), autrement nous serions perdus ; je dis nous, par cette raison qu'un médecin dont l'industrie s'étend depuis Paris jusqu'à Clermont-Ferrand, fait paraître de nouvelles réclames où il est dit, en toutes lettres, que l'art de guérir et de vendre des appareils ou bandages est incompatible avec un magasin ou une boutique. A l'entendre, on ne peut obtenir de bons bandages et d'heureux résultats que chez celui logé près du grenier ; que vont dire messieurs les médecins de la société herniaire et du caoutchouc artificiel, présentement en boutique, sans compter un grand nombre d'autres médecins français et étrangers établis de pères en fils, ainsi que tous les pharmaciens qui sont pour quelque chose dans la question ? — L'auteur de ce nouveau *puff* a les idées si élevées qu'on ne peut probablement pas lui donner de conseil. S'il voulait en recevoir, afin de se faire connaître plus avantageusement, je l'engagerais à suivre l'exemple d'un confrère demeurant, comme lui en chambre et qui a réussi à étancher la soif des grandeurs qui l'empêchaient de dormir. A force de persévérance, il a pu, après dix ans d'attente, réa-

liser son rêve et mettre sur son enseigne fournisseur des garçons porteurs d'eau. Le médecin dont
il est question en premier n'étant pas un guérisseur de bas étage, attendu qu'il reste en haut,
aurait, lui aussi et plus qu'un autre, des droits aux
honneurs, surtout ayant l'heureux privilége d'être
de la patrie des rétameurs. Il pourrait sans chercher à descendre de sa haute position, sans décon-
sidérer personne ni faire des envieux, prendre le
titre de fournisseur des chaudronniers de France.

Précepte : On peut être aussi bien servi en
boutique qu'en chambre, et rencontrer des hon-
nêtes gens consciencieux à tous les étages ; le difficile est de bien s'adresser. Quant à moi, ayant
été en relation avec plusieurs guérisseurs, je puis
en parler en connaissance de cause. Si je n'ai pas
fait comme eux en vendant des topiques ou en
annonçant mes bandages comme devant guérir
toutes les hernies, c'est qu'il n'entre pas dans mon
caractère d'entreprendre des choses pour le moins
douteuses et de suivre les traces des individus que
j'ai toujours blâmés. Cependant, il doit être bien
entendu que mes critiques n'ont pour but que d'attaquer les hommes de mauvaise foi, trompant
sciemment le public et non ceux qui, avec les

meilleures intentions et la conviction de bien faire, propagent, à leur insu, des erreurs regrettables.

Quoi qu'il en soit, il est démontré, comme on pourra s'en convaincre (à la fin de l'ouvrage), dans les mémoires, journaux et livres de médecine, tant anciens que modernes, qu'on ne peut obtenir de guérison complète sans l'opération, et l'on ne la fait jamais pour le plaisir de la faire. Ce n'est que quand la hernie se trouve étranglée qu'on y a recours, mais encore est-on obligé de porter un bandage après comme avant, à moins d'une oblitération radicale (ce qui est assez rare). Quelques mal intentionnés pourraient penser que je veux me poser en maître absolu. Je prie le lecteur de croire qu'il est loin de ma pensée d'exclure, n'importe qui, de pouvoir réduire, maintenir et même guérir certaines hernies ordinaires ; mais ce que je n'admets pas, c'est que des individus soient assez dépourvus de bon sens ou remplis d'amour-propre tellement déplacé pour oser se dire seuls capables d'obtenir des résultats satisfaisants. S'il en était ainsi et qu'on leur reconnût assez de science pour guérir comme ils le prétendent, pourquoi ces empiriques et confectionneurs, depuis un quart de siècle (car je ne veux parler que de notre époque), ont-ils constamment recours à la réclame, aux prospectus, aux annonces, aux brochures qu'ils répandent à profusion, afin de se faire connaître?

Pourquoi mettent-ils toujours l'Académie de Médecine et l'Académie des Sciences en avant? Pourquoi disent-ils dans leurs écrits que les académiciens ont *approuvé* et déclaré que tous les sujets herniés présentés devant eux étaient guéris par tels procédés infaillibles pour tous : les uns par leurs bandages compresseurs, les autres par leurs topiques, emplastiques et spécifiques. Je me demande pourquoi ces mêmes académiciens n'ont pas osé se déclarer ouvertement en faveur de l'un de ces procédés, afin d'arriver à guérir cette maladie qui augmente tous les jours? Ils auraient rendu un service immense à l'humanité. Pourquoi n'envoient-ils pas chez ces auteurs de guérisons, dont ils ont été les témoins (suivant ces derniers), les trois à quatre millions de personnes affectées de hernies, ou même les cent mille malades frappés de cette infirmité à Paris seulement, dans toutes les classes, depuis le dernier malheureux jusqu'à l'opulent, qui donnerait de l'or à pleines mains pour en être débarrassé? Pourquoi? pourquoi? et pourquoi? Parce que le plus savant s'y perd et ne peut les guérir, excepté l'ignorant qui ne doute de rien .Il résulte de tout ceci que rien n'est moins certain, jusqu'à ce jour, que cette guérison tant cherchée. — On peut, par l'application seule d'un bandage chez les enfants, amener la cure, mais non chez les vieillards qui ont des hernies anciennes, volumineuses et compliquées d'adhérences. En supposant que la guérison arrive, comme cela se voit chez quelques sujets, c'est un miracle opéré plutôt par la nature que par toutes les méthodes médicamenteuses. J'ai vu bon nombre de personnes attestant avoir été guéries sans le secours d'aucun topique. Si l'on répand dans le public des cas de guérison, je citerai par centaines des noms et des adresses de malades qui ont eu recours à la plupart des guérisseurs pharmaceutiques, qui ont pris et appliqué toute espèce de drogues et bandages, sans parvenir à aucun soulagement.

Admettons que, par le repos, les soins et un supplément d'ingrédiens, vingt personnes sur cent se trouvent guéries; il y en aura toujours quatre-vingt qui crieront haro; elles auront le droit, si vous leur avez promis la cure, de proclamer partout que vous les avez trompées.

On me dira peut-être, et avec quelque raison, que, dans les journaux et les livres, on remarque des attestations données de bonne foi et certifiées par des hommes honorables. Ces écrits déclarent que Pierre ou Paul a été guéri par tel ou tel procédé ; et voilà justement ce qui induit en erreur. Les exploiteurs profitent de quelques guérisons qui auraient pu venir sans leur secours, pour faire croire que chaque individu qui se présentera à eux aura la même chance de succès. Mais si les guérisseurs étaient forcés de nommer les malades chez lesquels leurs procédés ont échoué; leurs livres, prospectus, avis, brochures et tous les journaux qui vantent leur science ne seraient pas assez grands pour contenir les noms de toutes les personnes qu'ils n'ont pas *su* ou *pu* guérir.

OPINION

DE

PLUSIEURS CÉLÉBRITÉS CHIRURGICALES

SUR

LA CURE DES HERNIES ET SUR LES MOYENS PALLIATIFS.

Opérations faites récemment

DANS LES PRINCIPAUX HOPITAUX DE PARIS ET DE LA PROVINCE.

—

AVIS DU DOCTEUR VELPEAU,

Chirurgien de l'hospice de la Charité.

Au demeurant, la cure radicale des hernies serait une conquête trop importante de la chirurgie, une ressource qui intéresse à un trop haut point l'humanité pour qu'il ne soit plus permis d'en perfectionner, d'en modifier les méthodes et pour

qu'il n'y ait pas lieu à se livrer à de nouveaux
efforts dans le but de l'obtenir. Quant à moi, je
ne puis m'accoutumer à l'idée qu'avec l'esprit ex-
périmentateur de notre siècle on ne parvienne pas
à quelque chose de véritablement efficace. Je me
hâte d'ajouter qu'il y aurait imprudence à se pro-
noncer aujourd'hui, et qu'il importe de suspendre
tout jugement définitif jusqu'à ce que de nouveaux
faits aient décidé en dernier ressort sur la valeur
des meilleures méthodes.

Le docteur Ravin donne comme certain que
son procédé par les topiques et la compression
d'un bandage peut guérir les hernies à tout
âge. Il est à remarquer que le moyen de la compression du bandage et du topique n'est que se-
condaire, puisqu'il faut avant tout que la position
du malade soit horizontale pendant des mois entiers.

Ces observations montrent tout le parti qu'on
pourrait tirer de ce traitement, si on avait le courage de le suivre. Tous nos grands médecins disent avec raison qu'outre l'incertitude du succès,
aucun malade ne consentirait à rester au lit six
ou douze mois pour une hernie qu'il est si facile
de contenir à l'aide d'un simple bandage.

On a vu et l'on voit encore des exemples d'individus affectés de hernies, et qui, forcés de rester au lit pour d'autres maladies, se sont trouvés guéris de leurs hernies quoiqu'ils n'aient rien mis ni rien fait, et que leurs hernies fussent anciennes et volumineuses.

Il résulte que la méthode de M. Ravin pourrait être bonne à suivre si on était assuré de la cure; mais comme il y a doute et que lui-même ne s'engagerait pas par écrit à vous guérir, il ne trouvera pas beaucoup d'appréciateurs. Cette observation ne s'applique pas seulement au traitement de M. Ravin, mais presque à toutes les médications que l'on serait tenté de suivre et qu'on achète par des privations ou des souffrances inutiles.

Dans les hôpitaux, il entre par centaine des personnes attaquées de hernies. Il ne faut pas croire pour cela que tous ces hernieux, parce qu'ils se trouvent sous la main de nos premiers chirurgiens, sont opérés par eux. Non, ce n'est qu'à la dernière extrémité, quand la hernie est étranglée, ou que le malade n'a d'autre chance de guérison que par l'opération. Les trois quarts des malades attaqués de ces maux qui vont aux hôpitaux en sortent avec un bandage qu'ils doivent

porter éternellement. C'est le plus grand démenti
qu'on puisse donner aux guérisseurs. Tous les médecins s'accordent à dire qu'on n'a pu jusqu'à présent porter un jugement décisif, et disent unani-
mement que la guérison est rare pour certaines
hernies, et impossible pour beaucoup. C'est qu'en
effet les ouvertures par où s'échappent les viscères entourés d'os, de rubans fibreux, n'ont pas
toujours une tendance à se refermer par l'oblitération. La herniotomie, en outre, ne met pas à l'a-
bri du retour de la maladie. Bien au contraire; il
est démontré qu'une hernie peut reparaître tout-à-
coup, soit au même endroit, soit dessous ou dessus et à côté, après avoir été guérie par n'importe
quels moyens.

OPINION D'AUTRES CHIRURGIENS.

Chez les enfants, l'usage continuel du bandage
procure la guérison radicale. Chez les adultes,
dans le cas de hernies récentes, accidentelles et
promptement réduites, on peut favoriser cette

guérison en ayant soin de mettre une pelote convenable, ni trop petite ni trop convexe; avec cette forme, elle peut, en refoulant les viscères et leurs enveloppes, s'engager en partie dans l'ouverture et s'opposer à son oblitération, si le sujet est disposé toutefois à la guérison.

Opérations des Hernies en général.

Diverses méthodes ont été préconisées pour le débridement des hernies. Je les ferai connaître tout à l'heure.

La tumeur préalablement rasée, on place le malade au bord du lit, la poitrine et le bassin un peu relevés, les jambes fléchies afin que tous les muscles de la partie antérieure du corps soient dans le relâchement le plus complet. Le chirurgien pratique sur la peau une incision longitudinale, et avec ses pinces à disséquer et son bistouri, il incise couche par couche le tissu cellulaire.

Le procédé de M. Gerdy consiste, une fois le

malade couché, à porter l'indicateur gauche sous l'origine antérieure du scrotum, à refouler la peau de bas en haut jusque dans l'anneau, et même dans le canal inguinal aussi loin que possible, en laissant en arrière le cordon spermatique; l'aiguille, armée d'un fil double, est dirigée sur l'indicateur jusqu'au fond de cette espèce de cul de sac. Par un mouvement de bascule, il fait sortir la pointe en avant, de manière à traverser à la fois la peau retournée, la paroi antérieure du canal, et la peau de la paroi abdominale. Dès que le chas se montre en dehors, on en dégage une extrémité de la ligature qui demeure au dehors, et on retire l'aiguille qui est enfilée à l'autre extrémité; elle se trouve replongée à travers les mêmes tissus de manière à sortir à six lignes environ de sa première issue, et l'on dégage de même la seconde extrémité du lien; alors le cul-de-sac formé par la peau du scrotum retournée est retenu par une anse de fil dans le canal où le doigt l'avait poussé. On dédouble les fils à l'extérieur, on lie ceux d'un côté sur un petit tuyau de plume de six lignes de longueur, ceux de l'autre sur un second tuyau, et l'on obtient ainsi un premier point de suture enchevillée. On pratique deux autres points de su-

ture de la même manière, l'un au côté interne,
l'autre au côté externe du premier à une distance
de six lignes au moins. Cela fait, le chirurgien
trempe le pinceau dans l'ammoniaque concentré,
porte le caustique au fond du cul-de-sac formé
par la peau scrotale, et réitère jusqu'à ce que l'é-
piderme soit détruit dans toute l'étendue ; l'opération est alors terminée. L'inflammation s'empare
de cette peau dénudée, ses deux surfaces en contact suppurent, et le canal est oblitéré le huitième
jour environ.

Les instruments nécessaires pour cette opération
sont : 1° une aiguille courbe, percée d'un chas (ou
trou) à son extrémité, montée sur un manche fixe
et solide ; 2° six tuyaux de plume ou de sonde
pour la suture enchevillée ; 3° un flacon d'ammoniaque concentré, un pinceau pour le caustique et
six ligatures doubles. 1840. Depuis cette époque,
M. Gerdy a, à l'exemple de plusieurs chirurgiens,
modifié ses opérations. Dans *la Gazette des Hôpitaux* du mois de novembre dernier, ce professeur
s'exprime ainsi à la suite d'un rapport relatif à la
cure de la hernie : « Le peu de solidité des premiers procédés que j'avais d'abord mis en usage
m'y a fait renoncer. Primitivement, j'employais

des fils ; aujourd'hui un seul me suffit. A une certaine époque, j'avais incisé la peau sans la disséquer, puis j'avais réuni au moyen de la suture
enchevillée ; mais comme la hernie se reproduisait
derrière, j'y ai renoncé. Ce n'est qu'après un assez
long espace de temps que l'on peut s'assurer si les
guérisons sont véritables. Malheureusement on ne
peut pas toujours suivre les malades : il y en a
qui désirent que leur infirmité reste inconnue ;
d'autres sont bien aises de n'avoir pas à vous
témoigner leur reconnaissance. Il y a seize ans,
j'opérai un malade qui portait une hernie inguinale récente ; au bout de très-peu de temps, je le
perdis de vue, et n'en entendis parler que quatorze ans après. Voici ce qui s'était passé : l'opération avait complétement réussi ; jamais aucune
tumeur ne s'était montrée ; mais deux ans après,
à la suite d'exercices violents, une hernie apparut
du côté opposé. Soit honte, soit négligence, il
resta quatorze ans sans rien faire. Pendant ce
temps, la hernie devint énorme. Il vint à Paris :
nous l'examinâmes, M. Roux et moi, et il fut facile
de constater qu'il y avait eu guérison radicale de
la première hernie. Je dois ajouter qu'il y avait
dans la famille une disposition héréditaire. Le ma-

lade aurait bien désiré être opéré une seconde fois; mais je ne voulus rien entreprendre à cause du volume considérable de la tumeur et de l'âge avancé du sujet. J'ai eu occasion, il y a dix ans, d'opérer un menuisier. Depuis cette époque, il travaille sans bandage. Dans les premiers temps de l'opération, il est bon de porter un bandage. Faute de prendre cette précaution, j'ai vu la tumeur reparaître. Aujourd'hui, pour l'opération, je n'emploie qu'un seul fil traversant un grain de chapelet; ce grain est traversé par un autre fil qui me sert à le ramener en bas quand je crois l'inflammation suffisante. » (Tiré du *Manuel de Médecine opératoire*, de Malgaigne, page 577.)

Comme on a pu le voir dans presque toutes les opérations, si l'art a la puissance de guérir certaines hernies, le moyen d'y parvenir est d'obturer leur passage d'une manière quelconque en y faisant naître une cicatrice qui amène toujours l'oblitération du collet du sac herniaire, par le moyen de son froncement qui fait nœud.

Le procédé de Garengeot était de disséquer le sac, le pelotoner et le repousser ensuite dans le canal à la manière d'un bouchon. Tout porte à croire qu'un peu plus tôt ou un peu plus tard les viscères le refouleront au dehors pour reparaître à l'anneau sous forme de hernie. Cette opération n'est point sans danger; elle peut, dit-on, amener par la suite une inflammation de la région illiaque et une péritonie mortelle.

L'opération de M. Belmas consiste à déposer dans le sac près de l'anneau de petits rubans de gélatine ou de baudruche; il traverse l'épaisseur du scrotum avec une sorte de sonde-aiguille. Lorsque la partie renflée apparaît dans la cavité, on la dévisse afin d'y faire entrer des matières animales; une inflammation adhésive survient, les parois du sac s'agglutinent, et l'oblitération en amène la cure.

Hernie de femme.

OPÉRATION ET OBSERVATIONS FAITES RELATIVEMENT A UNE HERNIE ENTÉRO — ÉPIPLOÏQUE ÉTRANGLÉE DEPUIS HUIT JOURS.

M. Soulé, chirurgien de Bordeaux; s'exprime ainsi :

« La tumeur avait huit ans d'existence et était maintenue par un mauvais bandage. Au dire de la malade, à différentes reprises, elle avait été obligée d'en cesser l'emploi. Des coliques très-vives se manifestèrent et furent suivies par des vomissements stercoraux. Un officier de santé est appelé et tente le taxis, sans employer la violence toutefois. Il se borne à prescrire des applications émollientes et décide à envoyer la malade à l'hô-pital. On constate à son arrivée les symptômes suivants : Face pâle, pouls fréquent et petit, coliques très-violentes. L'abdomen est distendu et donne à la percussion un son clair; les anses intestinales sont fortement dessinées. La région inguinale gauche est le siége d'une tumeur du volume d'un œuf de poule, rénitente et offrant tous les caractères des mérocèles (ou *crurales*) volumineuses qui se réfléchissent au devant du ligament de Poupart. Après une tentative très-pénible du taxis, je me décidai à agir sur-le-champ. L'opération m'offrit les particularités suivantes : une incision cruciale, dépassant de 6 millimètres; les limites de la tumeur me permirent d'arriver promptement, après la section de quelques facias, sur le sac qui ne contenait qu'une très-minime quantité de sérosité. L'épiploon apparut alors ; on aurait pu croire, au premier abord, qu'il constituait à lui seul la hernie ; mais après quelques recherches, je pus me convaincre qu'une anse intestinale était exactement recouverte par lui ; des adhérences d'une certaine résistance avaient déjà eu le temps de s'établir : je parvins à les déchirer. L'intestin apparut alors avec ses caractères ; il était d'un rouge brun ; l'étranglement, très-serré, n'admettait même pas le bistouri boutonné et ne portait sur l'intestin que d'une manière médiate. Je procédai au débridement ; une sonde cannelée fut glissée sous la bride et servit de conducteur à un

bistouri droit, à l'aide duquel je l'incisai légèrement, puis je pratiquai le débridement multiple
sous trois nouveaux points. La réduction de l'intestin n'entraîna pas de difficulté, l'épiploon seul se
trouvait seul adhérent. Ce dernier formait une
masse du volume d'une grosse noix, d'un aspect
tout à fait différent de celui que présente cette
membrane à l'état sain.

» De grosses veines, obstruées par des caillots
solidement organisés, indiquaient que la circulation veineuse y était abolie. Je me décidai, en
présence d'un pareil état, à opérer la résection de
cette masse indurée, évitant l'anneau. Quatre
serres fines furent posées sur chacun des chefs de
l'incision cruciale et dirigées ensuite vers le centre
de la plaie par un fil engagé dans leurs anneaux.
Ce petit appareil eut pour résultat une réunion, à
part le milieu, où je laissai subsister un pertuis
assez large pour donner issue aux humidités de la
plaie. Une compresse trouée et un spica de laine
complétèrent le pansement. La guérison ne tarda
pas à venir, car la malade est sortie le douzième
jour. » (*Gazette*, 28 octobre 1852).

Renversement du vagin et de l'utérus.

OBSERVATIONS TIRÉES EN GRANDE PARTIE DU MANUEL
DE MALGAIGNE.

On confond sous ces noms des affections fort
diverses et peu connues. L'auteur a trouvé que les
chutes de l'utérus, moins communes qu'on ne le
pense, l'étaient cependant beaucoup plus que les
chutes simples du vagin. Le cystocèle vaginal,
qu'on croit rare (dit le professeur), est le plus fréquent peut-être de ces prolapsus ; enfin, j'ai reconnu l'existence assez fréquente d'un prolapsus
inconnu à tous les auteurs français, et que j'ai
nommé rectocèle vaginal.

On peut combattre ces lésions avec des pessaires, comme il a été démontré dans le cours de cet
ouvrage.

Maintenant, on propose pour la cure un grand
nombre de moyens opératoires : l'excision pratiquée par Dieffenbach, Ireland et Marshall, la cau-

térisation de la muqueuse vaginale et de la réunion immédiate de la plaie par la suture. Enfin, l'oblitération du vagin proposée par le docteur Romain Girardin, qui consiste à dénuder avec le bistouri cet organe de sa muqueuse dans tout son pourtour. — D'après l'expérience des faits, il ne paraît pas qu'aucun d'eux puisse procurer la cure radicale. Un grand nombre de médecins se bornent à repousser la matrice dans le vagin et à changer le prolapsus extra-vulvaire en intra-vaginal. Tous ont d'ailleurs cet obstacle à surmonter, l'écoulement vaginal qui suit nécessairement l'opération et qui empêche l'adhésion de se faire.

Réduits à un simple effet palliatif pour les chutes de l'utérus, ces procédés seront-ils plus efficaces pour les chutes de la vessie, les rectocèles vaginaux et les chutes du vagin? Marshall semble avoir réussi dans un seul cas. M. Bérard a présenté depuis à l'Académie de Médecine une femme qui paraissait guérie d'une chute de matrice, et, deux mois plus tard, le prolapsus était revenu.

Rétroversion de l'utérus.

On applique à la rétroversion de l'utérus :
1.° la réduction, 2° la contention à l'aide de pessaire, et 3° la ponction quand la conception a eu lieu dans une matrice ainsi déplacée.

Pour la réduction, M. Moreau conseille de placer la femme comme pour la rentrée d'une hernie : les jambes fléchies sur les cuisses, les cuisses sur l'abdomen et la tête inclinée sur la poitrine. Dans cette position, on introduit l'indicateur et le médium dans le vagin, on refoule vers le haut le corps de l'utérus, et on accroche le col avec le doigt indicateur pour le ramener en bas. Cette manière d'agir réussit ordinairement dans les cas les plus simples.

Si cela ne suffit pas, on a conseillé de porter deux doigts dans le rectum, afin de repousser le fond de l'utérus en haut, et deux autres doigts dans le vagin pour accrocher le col et le ramener en bas. Le docteur Moreau pense que cette manœuvre est impraticable chez la plupart des femmes bien conformées ; ou les doigts de l'opérateur sont trop courts, ou il n'y a pas assez d'espace pour agir convenablement à espérer le redressement de l'organe.

Le procédé d'Evrat (1) est plus simple et plus sûr à la fois ; il consiste à faire coucher la femme sur l'un des côtés ; ensuite, à prendre une baguette longue de huit à dix pouces, garnie à son extrémité d'un tampon de linge enduit d'un corps gras, et à l'introduire dans le rectum pour refouler de bas en haut le fond de l'utérus, tandis qu'avec deux doigts portés dans le vagin, on accroche le col pour le porter en bas et en arrière.

Cautérisation de l'ulcère et du cancer.

Une fois le spéculum introduit, on commence par absterger l'endroit cancéré avec des boulettes de charpie portées par de longues pinces. Si la

---

(1) *Traité Pratique*, par Moreau, t. Ier, p. 224.

surface est inégale, recouverte de végétations, on les enlève à l'aide de ciseaux courbes ou d'une cuiller à bords tranchants. L'ulcère mis à nu, on dispose au bas une boulette de charpie sèche destinée à arrêter les portions de caustique qui, sans cette précaution, pourraient couler sous le spéculum et attaquer le vagin ; puis, on applique le caustique, soit la pâte arsenicale, soit la potasse ou le nitrate, dont on imbibe un bourdonnet de charpie porté au bout des pinces. Ordinairement, l'application dure une minute, à moins de douleurs excessives ; ce qui se voit rarement. On termine l'opération par des injections copieuses pour délayer et entraîner les particules de caustiques non combinées ; on retire la charpie et le spéculum et l'on met la malade au bain. Au bout de quatre ou six jours, on recommence si la cautérisation n'a amené ni irritation ni accident. Il convient de la répéter à courts intervalles, mais de la faire d'autant plus légère qu'on approche davantage des limites du mal.

Opération de la Hernie ombilicale.

Dans les opérations de la hernie de nombril, la guérison peutêtre obtenue chez les enfants, comme chez les adultes, par la compression et la ligature du sac herniaire. Quand la hernie se trouve étranglée, on la met à nu par une incision longitudinale, on ouvre le sac pour le débrider en haut et à gauche ; mais dans les hernies volumineuses, on doit débrider autant que possible sans ouvrir le sac, afin de ne pas exposer le péritoine au contact de l'air ; on réunit ensuite la plaie à l'aide de bandelettes agglutinatives ou même de point de suture (Lawrance).

Pour la cure radicale, de nombreux moyens ont été employés dans les premiers temps, la castration. La cautérisation avec le fer rouge et les caustiques ; la ligature du sac herniaire ou point doré, qui consistait à passer une aiguille garnie d'un fil d'or ou de plomb dont on tordait les extrémités pour étreindre les parties ; la suture royale pour laquelle on mettait le sac à découvert dans son entier; la réduction du sac disséqué avant ses adhérences; le procédé de l'Espagnol qui consistait à inciser le sac en repoussant le testicule dans l'abdomen; les scarifications; l'o-blitération des anneaux par le moyen d'un bou-chon de téguments; la compression à l'aide d'un bandage, moyen moins énergique, mais qui obtient chaque jour des succès incontestables, et enfin les procédés employés universellement dans tous les hopitaux.

Cure et opération de l'Hydrocèle.

Le soulagement ou la guérison de cette mala-die est soumise à deux sortes de médications; l'une palliative, et l'autre radicale; on se borne dans la première à vider la tunique vaginale chaque fois que sa distention devient trop gê-nante ; comme l'épanchement ne manque pres-que jamais de se reproduire, on répète la ponc-tion tous les trois ou six mois.

Cette opération se fait avec la pointe d'un bistouri ; on peut, vingt-quatre heures après, vaquer à ses affaires.

Dans la cure radicale voici le procédé qu'on emploie avant de vider le scrotum : on prépare du vin rouge chaud ; le malade étant couché, le chirurgien soutient les bourses et enfonce dans la tumeur un trocart armé de sa canule ; ne soutenant celle-ci qu'avec les doigts de la main gauche, il retire le poinçon pour permettre au liquide de s'écouler ; une fois vidé, le kiste est rempli de vin à une température de 30 à 35 degrés. On recommence plusieurs fois l'injection. Le lendemain la tumeur est chaude, rouge ; et la mortification vient au bout de quelques jours, ainsi que la guérison, si on a été bien opéré. Si, au contraire, on pousse le vin entre les tuniques du scrotum, sans s'en apercevoir, il peut en résulter une inflammation qui se termine par la gangrène et souvent la perte du malade. Mais il est rare qu'un pareil accident arrive, cette opération ne devant être faite que par une main expérimentée.

Chute du Rectum.

EXCISION DES PLIS DE L'ANUS PRATIQUÉE PAR DUPUYTREN

Le malade est couché sur le ventre, la partie supérieure du tronc et la tête dans une position déclive ; le bassin, au contraire, fort élevé à l'aide de plusieurs oreillers ; on écarte les cuisses pour mettre la tumeur en évidence ; l'opérateur, armé d'une pince à dissection , saisit successivement plusieurs des plis de l'anus, quelquefois effacés ; et, avec des ciseaux courbés, il enlève chaque pli à mesure qu'il est soulevé. Cette opération doit être prolongée jusqu'à l'anus, et même au dedans, pour que le resserrement s'effectue sur un plus grand espace ; dans les cas ordinaires, il suffit de la porter à quelques lignes ; mais si le relâchement était très-considérable, on pourrait aller jusqu'à un demi-pouce ; de même, pour une procidence médiocre, il suffit de deux ou trois plis excisés de chaque côté de la membrane.

Hémorrhoïdes.

Ces tumeurs se distinguent en internes et externes, selon qu'elles sont situées au-dessus ou au-dessous de l'orifice anal. Leur suture demeure encore un sujet de discussions : plusieurs opérateurs soutiennent que ce sont des varices. D'autres pensent qu'elles résultent de la rupture des veines anales et de la transvasation du sang dans des vacuoles cellulaires : on a la transformation d'un caillot de sang en vaisseaux ; on cherche à les faire disparaître à l'aide de l'excision, de l'extirpation et de la ligature. Le traitement consiste à faire évacuer les intestins, de placer le malade du côté du lit, afin de mieux voir les hémorrhoïdes.

La ligature se pratique avec un fil ciré, serré par un nœud ; quand la tumeur est plus large, on la traverse à la base avec une aiguille courbe, armée d'un fil double, et on lie à part les deux moitiés. Pour les petites tumeurs on se sert d'une lancette avec laquelle on fait une ouverture assez large , pour livrer passage au caillot de sang qu'elle contient. Une fois les hémorrhoïdes enlevées, ce qui constitue toujours une opération douloureuse, on empêche leur réapparition par un régime peu substantiel, de fréquents lavements à l'eau glacée ou des bains de siége froids.

Traitement curatif des Varices par l'oblitération des veines.

PAR LE DOCTEUR DAVAT, D'AIX (SAVOIE).

Ce médecin s'exprime ainsi dans son *Traité :*
« Moi-même, lorsque je commençai à m'occuper du traitement des varices, je n'aurais jamais présumé qu'une opération si simple pût donner des résultats aussi avantageux sur une maladie, l'une des plus communes parmi celles qui affligent l'espèce humaine ; surtout les classes laborieuses et industrielles.

Ce qui recommande cette méthode est un moyen

rationnel, un procédé simple et facile que je vais indiquer.

Les varices, dont il va être parlé, reconnaissaient pour principe un déplacement des os de l'articulation fémoro-tibiale, déplacement consécutif à une chute survenue à l'âge de quinze ans. Depuis cette époque, ce membre fut le siége de douleurs vives et d'engorgements qui s'augmentaient par la marche et la situation perpendiculaire. Toute la peau de la jambe était recouverte de rougeurs d'où se détachaient des pellicules, et laissaient, après l'écoulement des petits boutons, une démangeaison cuisante.

Nous appliquâmes pendant trois jours une bande compressive sur le trajet de la veine saphène, aussitôt succédèrent de l'engourdissement, de la pesanteur. La démangeaison habituelle fut marquée par la position horizontale. Trois jours après, on enleva l'appareil, afin d'opérer en présence de plusieurs médecins; alors j'appliquai sur la cuisse, au-dessus du genou, une bande fortement serrée, pour faire gonfler le tronc de la saphène, comme si on eut voulu la saigner. La varice se tuméfia, et toutes les dilatations variqueuses parurent. On put manifestement reconnaître que, depuis un travers de main au-dessous du nœud interne du fémur, la veine ne recevait plus de branches collatérales. Etant dans cette heureuse condition, nous saisî- mes à l'aide du pouce et de l'indicateur gauche, un travers de main au-dessous du genou, le tronc de la veine saphène et la peau. Cela fait, nous por- tâmes la pointe d'une aiguille ordinaire vers le point saisi, puis, nous la fîmes pénétrer à travers la peau, de manière à la conduire derrière la veine : lorsqu'elle l'eût dépassée, nous lâchâmes les doigts et inclinâmes la tête de l'aiguille, de manière à en faire ressortir la pointe aussi près que possible du point d'entrée.

Cette aiguille transversale constitue le premier temps de l'opération, cette première aiguille est destinée à isoler la veine des tissus profonds et à faciliter l'implantation de la seconde aiguille que nous tenions et que nous plantâmes de la même manière que la précédente, directement sur la par- tie médiane du point soulevé et une ligne au-des- sous; puis, nous l'implantâmes et lui fîmes traver- ser d'abord la peau, ensuite la paroi antérieure et postérieure de la veine. Alors nous l'inclinâmes de manière à la faire passer au-dessous de cette dernière. Cette seconde aiguille constitue la fin de l'opération, elle fut en croix avec la première transversale et fit un point de couture sur le conduit veineux, dont elle perça les parois en quatre points différents. Les deux aiguilles furent assujetties dans cet état avec un fil tortillé autour d'elles et légèrement serré. On implanta leurs extrémités dans de petites plaques de liége, afin qu'elles ne blessassent point les tissus voisins ; une bande fut passée par-dessus.

C'est là toute l'opération qui a été des plus satisfaisantes et dont la guérison, pour ce cas grave, fut complète en moins de vingt jours.

Un grand nombre de malades affectés seulement de varices simples, plus ou moins volumineuses, appartenant à diverses constitutions et à différents âges, ont été opérés avec le même succès, sans que la marche de la maladie après l'opération ait rien présenté qui différât de cette première observation. Partout mêmes phénomènes, même résultat. Seulement, chez une femme à constitution lymphatique, les aiguilles ne furent extraites qu'au septième jour, et l'oblitération complète qu'au trente-cinquième. Sur les autres, la guérison est survenue du vingt au vingt-cinquième jour. »

Cette manière d'opérer et de traiter ces maladies est conforme, à peu de chose près, à la pratique d'un grand nombre de chirurgiens des plus distingués, et dont je m'enorgueillis d'avoir, en 1843, suivi les cours de quelques-uns ; entre autres du très-regrettable Blandin, chirurgien en chef de l'Hôtel-Dieu. Depuis cette époque, soit aux hospices, soit chez les malades, je me suis trouvé en présence d'opérations faites par Pasquier, premier chirurgien du feu roi, ainsi que devant M. Michon, chirurgien en chef à la Pitié, et l'un de nos plus habiles opérateurs; homme désintéressé, simple et bon par excellence : et si tous, suivant moi, ne procédaient pas les uns comme les autres dans les détails, la guérison n'en paraissait pas moins efficace, et les opérés n'ont eu qu'à se louer de leurs talents. La reconnaissance me fait un devoir, en finissant ce faible ouvrage, d'exprimer ma pensée en citant un extrait de *la Gazette des Hopitaux* sur la mort du baron Pasquier, qui m'honorait particulièrement de sa confiance :

« Modeste jusqu'au delà de cette vie, il a été non-seulement un modèle d'habileté chirurgicale, de sainte pratique et de dévouement, mais encore le type presque inimitable de cette aménité qui le caractérisait; après maintes traverses et revirements, il n'a cessé d'inspirer ces deux sentiments qui résument les deux côtés importants de la vie : praticien, la confiance; homme de famille et du monde, l'affection.

« Le connaître, c'était l'aimer ! »

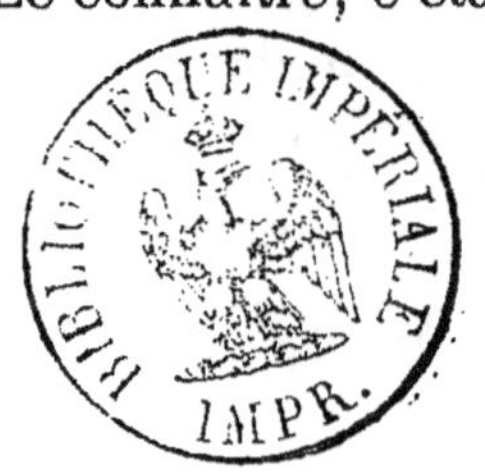

INDICATION

POUR SE PROCURER LES OBJETS NÉCESSAIRES A TOUTES LES INFIRMITÉS CONTENUES DANS LE COURS DE CET OUVRAGE.

(Toutes les mesures devront être prises en centimètres.)

BANDAGES.

Rien n'est plus facile de se procurer par correspondance des bandages appropriés aux hernies. Mais il importe avant tout d'indiquer, non-seulement le genre qu'on désirerait avoir, mais encore désigner d'une manière claire, si la hernie se trouve inguinale, crurale ou ombilicale ; dire le côté et si elle est double ; bien préciser le plus apparent de la tumeur, afin de donner un côté plus fort et une pelote plus grosse. S'il en est besoin, on donnera aussi la circonférence du tour du corps à partir des hanches, et le tour du ventre pour la hernie de l'ombilic.

Les prix varient depuis 8 fr. jusqu'à 30 fr., pour les doubles bandages, suivant le genre, la simplicité, la supériorité et le fini. On fera connaître à peu près l'âge, en désignant si l'on veut des bandages minces, imperceptibles, ou des bandages plus garnis, soit avec ou sans ressort, français, anglais ou en gomme, à pelotes mobiles, fixes ou anatomiques.

CEINTURES.

Ceintures ventrières, destinées à combattre l'obésité, les suites de couches et le déplacement de l'utérus, etc., etc. Les mesures indispensables sont : 1° La circonférence de l'abdomen à partir de l'ombilic, plus, la partie basse et la partie supérieure près la taille, ainsi que la hauteur. A ces ceintures, on peut à volonté y ajouter une plaque intérieurement, soit pour la hernie de nombril ou encore un petit croissant se fixant en bas afin de soutenir le bas-ventre et les organes génitaux. Dans certains cas, cette plaque peut remplacer le pessaire et les ceintures hypogastriques. Les mesures pour cette dernière sont les mêmes que pour les ceintures en toile-coutil, dont les prix varient suivant la grandeur, la confection et les complications, depuis 15 fr. jusqu'à 40 fr. Toutes ces ceintures sont en coutil avec goussets en tissu ou élastique, elles peuvent être faites en blanc, en gris, à boucles ou lacées par devant, si c'est pour l'usage d'une femme enceinte, ou pour l'écartement de la ligne blanche.

BAS POUR VARICES, ENGORGEMENTS, FOULURES, PLAIES ET TUMEUR DES MEMBRES INFÉRIEURS.

Il suffit de la grosseur du milieu du pied s'il faut un bas entier. Du coup de pied, de la cheville, du mollet, du genou et de la cuisse; plus, de la longueur du talon au jarret. Si l'on veut un cuissard, indiquer la longueur, la jambe, le côté malade ; faire savoir si on le désire : 1º en coutil; 2º en peau de chien , 3º ou en daim.

PESSAIRES.

Les plus généralement employés sont ceux dits en gomme élastique. Il est indispensable pour avoir la grandeur exacte d'indiquer la forme au moyen d'un modèle en papier, ou encore prendre les mesures en tous sens avec un centimètre.

APPAREILS CONTRE L'ONANISME OU ATTOUCHEMENTS VICIEUX.

On donne la circonférence du bassin, l'âge et le sexe.

DÉVIATIONS OU REDRESSEMENT DES JAMBES D'ENFANTS.

Les mesures sont les mêmes que celles relatives aux bas pour varices; seulement on indiquera de quel côté se trouve la déviation, soit en dedans, soit en dehors.

CHUTE OU RENVERSEMENT DU RECTUM. — HÉMORRHOÏDES.

Pour ces maladies, il est nécessaire de connaître la procidence de l'intestin sorti à travers l'anus, de savoir la grosseur de la ceinture du corps au niveau du nombril, indiquer si la chute est ancienne. Quant aux hémorrhoïdes, il n'est besoin que de connaître si elles sont internes ou externes.

On trouvera dans ma maison, spéciale pour les descentes ou hernies, un grand choix de bandages en tous genres ainsi que des pessaires, sondes, bougies et suspensoirs de tous modèles ; des urinoirs, clyso-pompes, clysoirs, seringues, canules pour injections, biberons, béquilles, gants à frictions, etc., etc.

J'enverrai dans tous pays les demandes qui me seront faites, et suivant la somme qu'on me fera parvenir, soit par la poste ou par un bon à toucher chez un banquier de Paris. *Ecrire franco.*

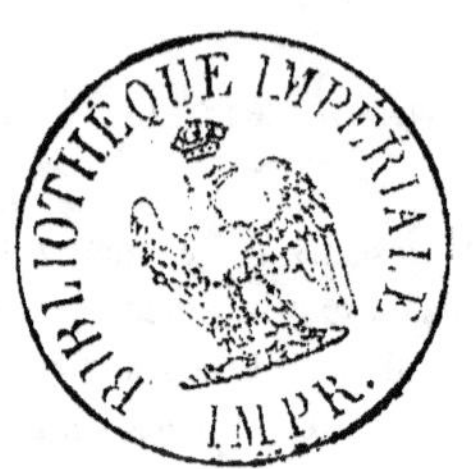

BIBLIOTHÈQUE IMPÉRIALE
IMPR.

TABLE

DES

MATIÈRES

CONTENUES

DANS CET OUVRAGE

Pages.

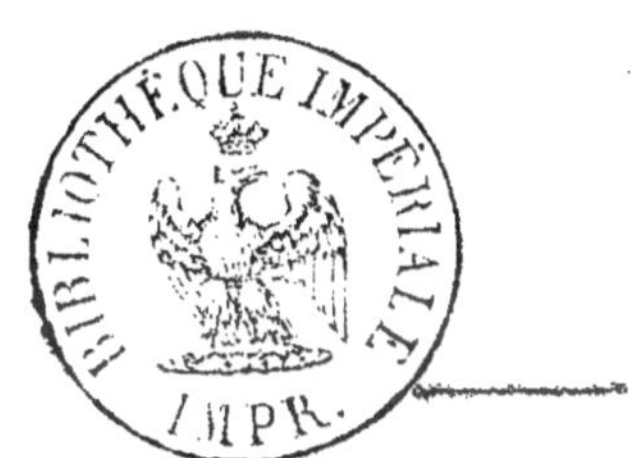